Enfermería

en

Dermatología

La Guía completa

ALEXANDRE CAREWELL

Índice

« *Dermatología: especialidad médica dedicada a la prevención, diagnóstico y tratamiento de las enfermedades de la piel, el cabello, las uñas y las mucosas.* »

Capítulo 1

INTRODUCCIÓN A LA DERMATOLOGÍA

Definición e importancia dermatología

La dermatología, a caballo entre el arte y la ciencia, es la rama médica especializada en la salud y las enfermedades de la piel, el cabello, las uñas y las mucosas. Pero reducir la dermatología a una simple observación de la superficie sería subestimarla. Pues la piel, ese órgano fascinante, es el espejo de nuestro cuerpo y a menudo refleja signos de trastornos internos o alteraciones sistémicas. Desde el acné adolescente hasta los signos cutáneos del lupus, la dermatología abarca un espectro sorprendentemente amplio de afecciones y patologías.

Sin embargo, la importancia de la dermatología va mucho más allá de su definición técnica. En una sociedad en la que la apariencia y la autoestima están intrínsecamente ligadas, una piel sana tiene profundas implicaciones para la confianza y el bienestar psicológico de un individuo. ¿Quién no ha sentido ese pequeño bajón de moral ante una erupción inesperada o una marca no deseada? Aquí es donde entra en juego la dermatología, no sólo como ciencia curativa, sino también preventiva, que permite a todo el mundo sentirse bien consigo mismo, literal y figuradamente.

Es más, como la tecnología médica sigue evolucionando rápidamente, la dermatología se adapta e innova constantemente. Está a la vanguardia de los descubrimientos, ya sea en tratamientos con láser, terapias génicas o procedimientos cosméticos. Pero en el corazón de esta especialidad sigue habiendo un objetivo fundamental: comprender y tratar al individuo como un todo, teniendo en cuenta la compleja interacción entre la piel, la mente y el cuerpo.

Es una disciplina que exige una sensibilidad especial de sus practicantes, porque cada marca y cada cicatriz tienen una historia que contar. Y cada paciente acude con la esperanza de encontrar respuestas, soluciones y, a veces, una transformación. La dermatología no trata sólo de la piel; va a la esencia misma de quiénes somos, cómo interactuamos con el mundo y cómo nos ve el mundo.

Breve historia de la dermatología

La historia de la dermatología, como la de la medicina en general, es larga y compleja, marcada por descubrimientos, errores, avances e innovaciones. El interés por la piel y sus trastornos se remonta a la antigüedad, con referencias médicas en antiguos textos egipcios, griegos, romanos, chinos e indios.

En el antiguo Egipto, la piel ya era objeto de atención y se desarrollaron ungüentos y bálsamos para tratar diversas afecciones cutáneas. Hipócrates, el padre de la medicina moderna, enumeraba afecciones como la urticaria, la sarna y otras enfermedades cutáneas.

Sin embargo, fue durante la Edad Media en Europa cuando los cimientos de la dermatología moderna empezaron a tomar forma. Las enfermedades de la piel, a menudo asociadas con la superstición y las creencias religiosas, eran tratadas por barberos-cirujanos en lugar de por médicos. La lepra, en particular, tuvo un profundo impacto en la percepción y el tratamiento de los trastornos cutáneos.

El verdadero punto de inflexión para la dermatología se produjo en el siglo XIX. Con la llegada del método científico y la mejora de las herramientas de diagnóstico, el campo experimentó una explosión de conocimientos. En Francia, Jean-Louis Alibert y Ferdinand Rayer fueron los pioneros, sentando las bases de la dermatología clínica.

Les siguieron otros en toda Europa, que clasificaron y documentaron sistemáticamente diversas enfermedades cutáneas.

El siglo XX fue testigo de la aparición de las primeras terapias eficaces para muchas afecciones cutáneas, con el descubrimiento de los antibióticos, la llegada de la cirugía dermatológica y el desarrollo de los primeros tratamientos con láser. La segunda mitad del siglo estuvo marcada por un avance sin precedentes en nuestra comprensión de los mecanismos moleculares y genéticos que subyacen a las enfermedades cutáneas.

Hoy en día, la dermatología se encuentra en la confluencia de la ciencia tradicional y la innovación tecnológica. Con los avances en biología molecular, genómica y tecnología láser, la dermatología está mejor equipada que nunca para satisfacer las necesidades de los pacientes, ofreciendo soluciones para afecciones que antes se consideraban incurables. De este modo, esta breve historia es un testimonio de la resistencia y la continua evolución de un campo centrado en la salud, el bienestar e, inevitablemente, nuestra identidad humana.

Papel e importancia
de la enfermera dermatóloga

La enfermera dermatológica es mucho más que una simple ayudante del dermatólogo. Desempeñan un papel central en la atención al paciente, combinando sus habilidades técnicas con sus cualidades humanas.

En primer lugar, la enfermera de dermatología suele ser el primer punto de contacto para el paciente. Realiza el historial médico del paciente, evalúa la gravedad de los síntomas y orienta al paciente hacia el tratamiento más adecuado. A través de este contacto inicial, desempeñan un papel esencial a la hora de tranquilizar a los pacientes, que a menudo se sienten preocupados o avergonzados por los síntomas cutáneos.

Las enfermeras también llevan a cabo una serie de procedimientos técnicos: preparar y ayudar en procedimientos quirúrgicos menores, aplicar vendajes complejos, administrar tratamientos tópicos o sistémicos y proporcionar educación terapéutica para enseñar a los pacientes a gestionar su enfermedad en el día a día.

Pero más allá de estas habilidades técnicas, la enfermera dermatóloga desempeña un papel vital en la atención psicológica de los pacientes. Las afecciones cutáneas, que son visibles y a veces estigmatizantes, pueden tener un profundo impacto en la autoestima y la calidad de vida. La enfermera está ahí para escuchar, aconsejar y apoyar al paciente durante todo el proceso de tratamiento, demostrando a menudo empatía y paciencia.

La educación del paciente también está en el corazón de la profesión. Ya se trate de la aplicación correcta de un tratamiento, de la protección solar o de la detección precoz de signos de complicaciones, la enfermera es una educadora sanitaria que dota a los pacientes de los conocimientos que necesitan para tomar las riendas de su salud.

Con la rápida evolución de la medicina y la tecnología, la enfermera dermatóloga también se forma constantemente, manteniéndose al día de los últimos avances para proporcionar los mejores cuidados posibles.

La enfermera dermatológica es un pilar fundamental del equipo médico. A través de su estrecha relación con los pacientes, sus habilidades técnicas y su papel como educadores, realizan una contribución inestimable al bienestar de los pacientes y a la calidad de la atención dermatológica. Su presencia tranquilizadora y su experiencia son esenciales para proporcionar una atención integral y humana a cada persona con la que se encuentra.

Capítulo 2

ANATOMÍA Y FISIOLOGÍA DE LA PIEL

Estructura de la piel

La piel, el mayor órgano externo del cuerpo humano, es mucho más que una envoltura protectora. Su compleja estructura le permite desempeñar una amplia gama de funciones, como la protección frente a los agresores externos, la regulación térmica y la sensibilidad. Para comprender estas funciones, es esencial observar su estructura multicapa y las diferentes células que la componen.

1. La epidermis: Es la capa superficial de la piel, en contacto directo con el medio ambiente. Está formada principalmente por queratinocitos, células que producen queratina, una proteína que confiere a la piel sus propiedades protectoras. La epidermis se subdivide en varias capas, desde la capa basal, donde se producen constantemente nuevos queratinocitos, hasta el estrato córneo, donde las células están completamente queratinizadas y acaban desprendiéndose. Esta capa también incluye los melanocitos, responsables de la producción de melanina (pigmento de la piel), y las células de Langerhans, protagonistas de la respuesta inmunitaria cutánea.

2. La dermis: Situada justo debajo de la epidermis, la dermis es una capa gruesa y densa compuesta principalmente por fibras de colágeno y elastina, que confieren a la piel su resistencia y elasticidad. También contiene los apéndices de la piel, como las glándulas sebáceas, las glándulas sudoríparas y los folículos pilosos. La dermis es rica en vasos sanguíneos, linfáticos y nervios, que le permiten proporcionar nutrición a la piel, evacuar los productos de desecho y transmitir sensaciones.

3. La hipodermis: Es la capa más profunda, compuesta principalmente por tejido adiposo. La hipodermis actúa como aislante térmico, reserva de energía y desempeña un papel de protección contra los choques físicos. También proporciona el vínculo entre la piel y los tejidos subyacentes, como los músculos y los huesos.

Más allá de estas tres capas principales, la piel está repleta de receptores sensoriales que le permiten percibir diversos estímulos, como la temperatura, la presión o el dolor. Estos receptores, combinados con una densa red nerviosa, hacen de la piel un órgano sensorial por derecho propio, en constante interacción con su entorno.

La estructura de la piel refleja su complejidad y adaptabilidad. Este órgano, a la vez barrera e interfaz, desempeña un papel crucial en la protección, la regulación y la percepción, al tiempo que se adapta constantemente a las necesidades y agresiones de la vida cotidiana.

Funciones y papeles de la piel

La piel, descrita a menudo como la envoltura del cuerpo, cumple una multitud de funciones vitales que van mucho más allá de su simple aspecto exterior. Es un reflejo de nuestra salud y bienestar, y desempeña un papel clave en una serie de procesos fisiológicos. Para apreciar plenamente su importancia, exploremos las principales funciones y papeles de este notable órgano.

1. Protección:

Barrera física: La capa córnea de la epidermis, formada por células queratinizadas, proporciona una primera línea de defensa contra las agresiones mecánicas, químicas y microbianas.

Barrera inmunitaria: Las células de Langerhans de la epidermis son centinelas inmunitarios que detectan los agentes patógenos y reaccionan ante ellos.

Protección contra los rayos UV: Al producir melanina, los melanocitos protegen la piel contra los efectos nocivos de los rayos ultravioleta.

2. Control térmico :

Sudor: Las glándulas sudoríparas producen sudor, que se evapora para enfriar la superficie de la piel y ayudar a regular la temperatura corporal.

Vasodilatación y vasoconstricción: Los vasos sanguíneos de la piel pueden dilatarse o contraerse para liberar o retener calor.

3. Sensación :

Gracias a una densa red de receptores nerviosos, la piel es sensible a diversos estímulos como la temperatura, la presión, el dolor y el tacto. Esta percepción sensorial nos conecta con nuestro entorno y contribuye a nuestra experiencia del mundo.

4. Síntesis y secreción :

Vitamina D: Bajo el efecto de los rayos UVB, la piel sintetiza vitamina D, esencial para la salud ósea.

Sebo: Las glándulas sebáceas producen sebo, una sustancia aceitosa que lubrica e impermeabiliza la piel.

5. Absorción :

La piel puede absorber ciertos fármacos, productos químicos y sustancias, de ahí la importancia de un cuidado adecuado de la piel y la popularidad de los parches medicinales.

6. Reservas energéticas :

La hipodermis, formada por tejido adiposo, sirve de reserva energética para el organismo. Esta capa almacena lípidos, proporcionando una fuente de energía cuando se necesita.

7. Estética y comunicación :

La piel refleja nuestro estado general de salud, nuestras emociones (como el rubor) y contribuye a nuestra identidad visual. Desempeña un papel en la interacción social y la autopercepción.

La piel es un órgano versátil y dinámico que desempeña un papel esencial en muchas funciones vitales. Su capacidad para interactuar con el medio ambiente, proteger el cuerpo y participar en diversas funciones fisiológicas es testimonio de su importancia para nuestro bienestar general.

Enfermedades cutáneas comunes

Como interfaz entre nuestro cuerpo y el medio ambiente, la piel es susceptible a una miríada de trastornos. Estos trastornos pueden deberse a factores genéticos, ambientales, infecciosos o inmunitarios, o a reacciones alérgicas. He aquí un resumen de algunas de las enfermedades cutáneas más comunes:

1. El acné :
Caracterizado por erupciones de granos, espinillas y quistes, el acné suele deberse a una sobreproducción de sebo asociada a una obstrucción de los folículos pilosebáceos.

2. Eccema (o dermatitis atópica):
Se trata de una afección inflamatoria crónica de la piel que provoca picor, enrojecimiento y descamación. Puede deberse a factores genéticos, alérgicos o ambientales.

3. Psoriasis :
Se trata de una enfermedad inflamatoria crónica de la piel caracterizada por manchas rojas cubiertas de escamas blanquecinas. Puede estar asociada a factores genéticos o inmunitarios.

4. Urticaria:
Con manchas rojas que pican, la urticaria puede desencadenarse por muchos factores, como alérgenos, infecciones, medicación o estrés.

5. Micosis cutáneas :
Causadas por hongos, estas infecciones pueden afectar a distintas partes del cuerpo, incluidos los pies (pie de atleta), las uñas o el cuerpo en general. Aparecen como

manchas rojas y escamosas y pueden ir acompañadas de picor.

6. Vitíligo :

Esta afección autoinmune se manifiesta por la desaparición de la pigmentación en determinadas zonas de la piel, dando lugar a manchas blancas incoloras.

7. Herpes :

Causada por el virus del herpes simple, esta infección se manifiesta con brotes de ampollas dolorosas, normalmente alrededor de la boca o los genitales.

8. Herpes zóster :

Se trata de una reactivación del virus de la varicela-zóster, generalmente asociada a erupciones dolorosas y ampollas a lo largo de un nervio.

9. Rosácea :

Se caracteriza por enrojecimiento, pequeños vasos visibles, pústulas y pápulas, generalmente en la cara.

10. Verrugas :

Causadas por el virus del papiloma humano (VPH), estos pequeños crecimientos pueden aparecer en cualquier parte del cuerpo.

11. Melanoma :

Se trata de la forma más agresiva de cáncer de piel, a menudo asociada a una exposición excesiva al sol o a antecedentes familiares.

Es esencial tener en cuenta que ante cualquier anomalía cutánea o síntomas persistentes, es aconsejable consultar a un dermatólogo. La detección precoz y el tratamiento adecuado son cruciales para muchas de estas afecciones.

Capítulo 3

EL PAPEL DE LA ENFERMERA EN DERMATOLOGÍA

Tareas y responsabilidades diarias

Las enfermeras dermatológicas desempeñan un papel crucial en el cuidado de los pacientes que padecen enfermedades de la piel. Además de sus tareas generales de enfermería, tienen responsabilidades específicas relacionadas con esta especialidad. He aquí un resumen detallado de sus obligaciones y responsabilidades cotidianas:

1. Evaluación clínica :
    Realice un examen inicial de la piel del paciente, anotando las zonas afectadas y el tipo y extensión de las lesiones.
    Seguimiento regular para evaluar la evolución de la enfermedad y la eficacia del tratamiento.
2. Administración del tratamiento :
    Aplíquese cremas, lociones o medicación tópica.
    Ayudar al dermatólogo con procedimientos como biopsias, crioterapia o fototerapia.
    Administre la medicación por vía oral, intravenosa o subcutánea, según lo prescrito.
3. Educación del paciente :
    Enseñar a los pacientes buenas prácticas de higiene cutánea.
    Explicar los tratamientos, sus posibles efectos secundarios y cómo controlarlos.
    Consejos sobre prevención, en particular sobre protección solar.
4. Apoyo psicológico :
    Ofrezca apoyo emocional, ya que algunas afecciones cutáneas pueden afectar a la confianza y la autoestima.
    Derive, si es necesario, a recursos especializados como grupos de apoyo o psicólogos.

5. Coordinación de los cuidados :
   Trabajar en estrecha colaboración con el dermatólogo, pero también con otros profesionales sanitarios (alergólogos, nutricionistas, cirujanos plásticos, etc.).
   Organizar y programar citas para exámenes complementarios o procedimientos quirúrgicos.
6. Mantenimiento de historiales médicos :
   Documente con precisión todos los cuidados prestados, las observaciones y los cambios en el estado de la piel del paciente.
   Actualizar los historiales médicos después de cada consulta o tratamiento.
7. Mantener las competencias profesionales :
   Asista regularmente a cursos de formación y seminarios para mantenerse al día de los últimos avances en dermatología.
   Trabajar con compañeros para compartir conocimientos y experiencias.
8. Gestión de equipos e higiene :
   Garantizar la limpieza y esterilización de los instrumentos y equipos utilizados.
   Asegúrese de que los suministros médicos están bien abastecidos.

Las enfermeras dermatológicas desempeñan un papel esencial en el cuidado de los pacientes que sufren trastornos cutáneos. Combinan habilidades clínicas, capacidad de escucha y aptitudes pedagógicas para proporcionar una atención holística y personalizada.

Colaboración interprofesional: trabajar con dermatólogos, cirujanos y otros especialistas

La medicina moderna, sobre todo en un campo tan vasto e interconectado como la dermatología, se basa en una estrecha colaboración entre los distintos profesionales sanitarios. Las enfermeras dermatológicas no trabajan en silos, sino como parte de un equipo multidisciplinar. Veamos cómo funciona esta colaboración y por qué es esencial para una atención óptima al paciente.

1. Con los dermatólogos :
   - **Comunicación regular:** La enfermera informa al dermatólogo del estado del paciente, sus preocupaciones y reacciones al tratamiento.
   - **Asistencia durante los procedimientos:** Durante las biopsias, la crioterapia u otras intervenciones, la enfermera prepara el equipo, asiste al dermatólogo y garantiza la comodidad del paciente.
   - **Derivación:** Debido a su estrecha relación con el paciente, las enfermeras pueden identificar necesidades específicas y sugerir una consulta en profundidad con el dermatólogo.
2. Con cirujanos plásticos y reconstructivos:
   - **Traslado de pacientes: En el** caso de lesiones que requieran cirugía (como el melanoma), la enfermera coordina el traslado del paciente al cirujano.
   - **Preparación preoperatoria:** La enfermera prepara al paciente para la cirugía, proporcionándole información sobre el procedimiento, los riesgos y los cuidados postoperatorios.
   - **Seguimiento postoperatorio:** Tras la operación, la enfermera suele ser el primer punto de contacto para el cuidado de las heridas, el tratamiento del dolor y el seguimiento de cualquier complicación.

3. Con otros especialistas:

Alergólogos: En los casos de eccema, urticaria u otras reacciones alérgicas, la enfermera puede colaborar con el alergólogo para identificar los alérgenos y ajustar los tratamientos.

Nutricionistas: Algunos problemas cutáneos pueden estar relacionados con la dieta. La enfermera puede remitir al paciente a un nutricionista para que le dé consejos dietéticos específicos.

Reumatólogos: En el caso de la psoriasis, existe el riesgo de desarrollar artritis psoriásica. La colaboración entre la enfermera, el dermatólogo y el reumatólogo es crucial para una atención integral.

Psicólogos: Las enfermedades cutáneas pueden tener un gran impacto psicológico. La enfermera puede sugerir una consulta psicológica para ayudar al paciente a controlar el estrés, la ansiedad o la depresión asociados a su enfermedad cutánea.

4. Colaboración con otras enfermeras :

La formación continua, el intercambio de experiencias y la coordinación de los cuidados entre las enfermeras especializadas son esenciales para garantizar unos cuidados coherentes y de alta calidad.

La colaboración interprofesional permite una atención holística al paciente. Cada profesional aporta su experiencia, garantizando que se tengan en cuenta todos los aspectos de la salud del paciente. Para la enfermera dermatóloga, esta colaboración es esencial para garantizar una atención óptima e individualizada.

Gestión de pacientes y las relaciones humanas

La gestión de pacientes en dermatología va mucho más allá del simple tratamiento de las afecciones cutáneas. Implica una profunda comprensión de las necesidades emocionales, psicológicas y sociales de los pacientes. Las relaciones humanas están en el centro de este proceso. Veamos cómo gestiona la enfermera dermatóloga estos aspectos esenciales de los cuidados.

1. Establecer la confianza :
   Escucha activa: La enfermera debe prestar atención a las preocupaciones del paciente, hacer preguntas abiertas y validar los sentimientos del paciente.
   Empatía: Comprender y compartir los sentimientos del paciente refuerza el vínculo terapéutico.
2. Educación y comunicación :
   Información clara: Las enfermeras deben explicar los diagnósticos, tratamientos y procedimientos de forma comprensible, evitando la jerga médica demasiado compleja.
   Fomentar el diálogo: los pacientes deben sentirse cómodos haciendo preguntas, expresando sus preocupaciones o pidiendo aclaraciones.
3. Controlar la ansiedad y el estrés :
   Apoyo emocional: Las afecciones cutáneas pueden afectar a la autoestima. La enfermera debe ofrecer apoyo emocional, tranquilizar al paciente y, si es necesario, recomendarle ayuda psicológica.
   Técnicas de relajación: En algunos casos, las enfermeras pueden enseñar técnicas de respiración o relajación para ayudar a controlar la ansiedad relacionada con los procedimientos o tratamientos.

4. Confidencialidad :

    Respeto a la intimidad: Las enfermeras deben garantizar siempre la confidencialidad de la información médica y personal de los pacientes.

    Discusión individual: Ofrecer un espacio privado para discutir preocupaciones delicadas o íntimas.

5. Sensibilidad cultural :

    Comprender las diferencias: Las creencias, valores y prácticas culturales pueden influir en la forma en que las personas perciben y gestionan su enfermedad. Las enfermeras deben ser conscientes de estas diferencias y respetarlas.

    Intérpretes y recursos: Si es necesario, utilice intérpretes u otros recursos para garantizar una comunicación clara y eficaz.

6. Trabajar con la familia y los amigos :

    Integración en el proceso asistencial: Implicar a la familia puede reforzar el apoyo emocional y ayudar a gestionar los tratamientos en casa.

    Educación: Enseñar a familiares y amigos los cuidados básicos, cómo reconocer los síntomas y cuándo buscar ayuda.

7. Gestión de las expectativas :

    Honestidad: Informar a los pacientes de lo que pueden esperar razonablemente del tratamiento, evitando al mismo tiempo crear falsas esperanzas.

    Información periódica: mantener a los pacientes informados de los cambios en su estado y ajustar las expectativas en consecuencia.

El tratamiento de los pacientes en dermatología requiere un enfoque centrado en el paciente, en el que las habilidades clínicas se combinen con una auténtica humanidad. El enfermero, a través de su proximidad y contacto regular con el paciente, desempeña un papel central en la creación de esta relación de confianza y respeto mutuo.

Capítulo 4

TÉCNICAS
Y
PROCEDIMIENTOS
ESTÁNDAR

Muestras de piel : biopsias y cultivos

Las muestras de piel, como las biopsias y los cultivos, son procedimientos habituales en dermatología para ayudar en el diagnóstico y el tratamiento de las afecciones cutáneas. Son esenciales para comprender la naturaleza exacta de la lesión o infección y para orientar el tratamiento. Las enfermeras desempeñan un papel crucial en la preparación, realización y supervisión de estos procedimientos.

1. Comprender las razones :
   Biopsia: Se toma una muestra de tejido para examinar las células al microscopio, lo que permite diagnosticar diversas afecciones, como el cáncer de piel o una inflamación.
   Cultivo: Se utiliza para identificar agentes infecciosos, como bacterias u hongos, cultivándolos en el laboratorio.
2. Preparación del paciente :
   Información: La enfermera debe explicar al paciente el procedimiento, sus razones y sus beneficios.
   Consentimiento informado: Asegúrese de que el paciente comprende las implicaciones y obtenga su consentimiento por escrito.
   Preparación de la zona: Limpie y desinfecte la zona afectada.
3. Toma de la muestra :
   Biopsia :
      Tipos habituales : Existen diferentes tipos de biopsia (por punción, incisional, excisional) en función del tamaño y la naturaleza de la lesión.
      Anestesia: A menudo se administra un anestésico local para reducir las molestias.
      Técnica: La enfermera, en colaboración con el dermatólogo, toma una muestra de tejido utilizando un instrumento afilado.

Cultura :

    Muestreo: Se toma una muestra, a menudo con un hisopo, de una zona sospechosa de estar infectada.

    Transferencia: La muestra se coloca en un medio de cultivo adecuado y se envía al laboratorio para su análisis.

4. Cuidados posteriores al procedimiento :

    Instrucciones: Informe al paciente sobre el cuidado de la herida, la vigilancia de los signos de infección y la importancia de mantener la zona limpia y seca.

    Seguimiento: Programe una cita para retirar los puntos, si es necesario, y comentar los resultados.

    Tratamiento del dolor: asesore al paciente sobre el tratamiento del dolor, incluido el uso de analgésicos sin receta o la prescripción de medicamentos, si es necesario.

5. Comunicación de los resultados :

    Resultados de la biopsia: Los resultados pueden ayudar a confirmar un diagnóstico, determinar el estadio de una enfermedad u orientar el tratamiento.

    Resultados del cultivo: Identifican el agente infeccioso y, en muchos casos, su sensibilidad a los antimicrobianos.

6. Papel de la enfermera :

    Tranquilizar: La enfermera ofrece apoyo emocional, especialmente si el paciente está ansioso o preocupado por los resultados.

    Coordinación: La enfermera trabaja con el laboratorio y el dermatólogo para garantizar que las muestras se procesan correctamente y que los resultados se comunican a tiempo.

Las muestras de piel son herramientas de diagnóstico esenciales en dermatología. Gracias a su experiencia, las enfermeras desempeñan un papel fundamental en el éxito de estos procedimientos, garantizando la seguridad, la comodidad y la información del paciente durante todo el proceso.

Terapias tópicas : pomadas, cremas y geles

En el vasto campo de la dermatología, las terapias tópicas, en particular pomadas, cremas y geles, desempeñan un papel fundamental. Proporcionan un tratamiento directo de las afecciones cutáneas y ofrecen una gran variedad de opciones terapéuticas. Las enfermeras, en el centro de la atención al paciente, desempeñan un papel esencial en la aplicación, educación y seguimiento de estos tratamientos.

1. Comprender los fundamentos :
   Formulaciones :

   Pomadas: preparados a base de aceite, a menudo oclusivos, ideales para pieles muy secas.

   Cremas: emulsiones de agua en aceite o aceite en agua, adecuadas para la mayoría de tipos de piel.

   Geles: a base de agua, ligeros y a menudo utilizados para zonas grasas o afecciones como el acné.

   Principios activos: Varían en función de la afección tratada, pudiendo incluir corticosteroides, antimicrobianos, antifúngicos, agentes queratolíticos, entre otros.

2. Aplicación correcta :

   Limpieza: Comience limpiando suavemente la zona afectada.

   Cantidad: Utilice la cantidad prescrita, generalmente una capa fina.

   Técnica: Aplique suavemente, sin frotar en exceso. Algunos tratamientos requieren un ligero masaje.

3. Educación del paciente :

Frecuencia: Informe al paciente sobre la frecuencia de aplicación.

Efectos secundarios: Hable de los posibles efectos secundarios y de cómo reconocerlos.

Almacenamiento: Consejos sobre cómo almacenar el producto para garantizar que siga siendo eficaz.

Interacciones: Hable de otros productos o medicamentos que pudieran interactuar con el tratamiento tópico.

4. Gestión de los efectos secundarios :

Irritación: Algunos productos pueden causar enrojecimiento o picor. Es esencial evaluar la gravedad y ajustar el tratamiento si es necesario.

Atrofia cutánea: Los corticosteroides tópicos, cuando se utilizan a largo plazo, pueden provocar un adelgazamiento de la piel. Es esencial un seguimiento regular.

Reacciones alérgicas: reconocer los signos de una reacción alérgica y aconsejar al paciente sobre las medidas que debe tomar.

5. La importancia de la adherencia :

Regularidad: Haga hincapié en la importancia de una aplicación regular para maximizar los beneficios.

Duración: Algunos tratamientos requieren un uso prolongado para ver resultados, mientras que otros son más breves.

6. Papel de la enfermera :

Demostración: Muestre al paciente la técnica de aplicación correcta.

Evaluación: Revise periódicamente el estado de la piel del paciente para asegurarse de que el tratamiento es eficaz.

Comentarios: Anime a los pacientes a compartir sus experiencias y ajuste el tratamiento si es necesario.

Las terapias tópicas son un pilar del tratamiento dermatológico. A través de su enfoque práctico y educativo, las enfermeras se aseguran de que los pacientes se beneficien plenamente de estos tratamientos, garantizando que se utilicen de forma segura, eficaz y adaptada a cada caso individual.

Tratamiento de heridas y cuidado de suturas

El cuidado de las heridas y las suturas es una parte esencial de la dermatología, sobre todo después de una intervención quirúrgica o una biopsia. El objetivo es promover una cicatrización óptima, prevenir las infecciones y minimizar las cicatrices. Las enfermeras, con sus habilidades y conocimientos, están en primera línea para garantizar la calidad de estos cuidados y educar a los pacientes al respecto.

1. Evaluación inicial de la herida :
    Profundidad y extensión: Identifique la gravedad de la herida para elegir el mejor protocolo de tratamiento.
    Signos de infección: Busque enrojecimiento, calor, hinchazón, pus o dolor excesivo.
    Tipo de sutura: Las suturas pueden ser absorbibles o no absorbibles, superficiales o profundas.
2. Limpieza y desinfección :
    Solución salina fisiológica: Suele utilizarse para limpiar suavemente la herida.
    Antisépticos: Aplicación de agentes como la clorhexidina o la povidona yodada para desinfectar.
3. Cuidado de las suturas :
    Protección: Uso de apósitos estériles para proteger la herida de los contaminantes.

Evitación: Es aconsejable no mojar la zona suturada durante las primeras 24 a 48 horas.

Observación: Vigile si hay signos de tensión o aflojamiento de las suturas.

4. Cambio de apósitos :

Frecuencia: Dependiendo de las recomendaciones del médico, algunos apósitos deben cambiarse con regularidad.

Técnica: Retire con cuidado para evitar agravar la herida o tirar de las suturas.

5. Prevención de cicatrices :

Hidratación: La aplicación de agentes hidratantes puede ayudar a reducir las cicatrices.

Protección solar: Las heridas cicatrizadas pueden ser sensibles al sol, por lo que es importante utilizar protección solar para evitar la hiperpigmentación.

6. Educación del paciente :

Instrucciones postoperatorias: Proporcione instrucciones claras sobre los cuidados en casa, cómo reconocer las complicaciones y cuándo buscar asesoramiento.

Movilización: Aconseje al paciente sobre las actividades que debe evitar para prevenir tensiones en la herida.

7. Retirada de suturas :

Calendario: Por lo general, la extirpación se lleva a cabo siguiendo un calendario preciso, en función de la localización y la naturaleza de la herida.

Técnica: Utilización de pinzas y tijeras estériles, procurando minimizar las molestias.

8. Papel de la enfermera :

Comunicación: tranquilizar al paciente, explicarle cada etapa de los cuidados y responder a cualquier pregunta.

Monitorización: Identifique y trate rápidamente cualquier complicación.

Coordinación: colabore con el dermatólogo o el cirujano para garantizar un seguimiento adecuado.

El tratamiento eficaz de las heridas y el cuidado de las suturas son cruciales para garantizar una cicatrización sin complicaciones. Las enfermeras, gracias a su formación y experiencia, garantizan que cada paciente reciba unos cuidados de calidad, al tiempo que son un pilar de información y apoyo durante todo el proceso de curación.

Capítulo 5

AFECCIONES DERMATOLÓGICAS COMUNES

Enfermedades inflamatorias de la piel : eczema, psoriasis

Las dermatosis inflamatorias, incluidos el eccema y la psoriasis, son afecciones cutáneas comunes que afectan a muchas personas en todo el mundo. Caracterizadas por la inflamación y las lesiones cutáneas, pueden causar importantes molestias y repercutir en la calidad de vida de los pacientes. La enfermera dermatóloga está en el centro de la gestión, la educación y el apoyo a los pacientes con estas afecciones.

1. Eccema (dermatitis atópica) :
   Características :
   - Enrojecimiento, prurito, parches secos.
   - Puede desencadenarse por alérgenos, irritantes o factores ambientales.
   Tratamientos :
   - **Hidratación:** Aplicar cremas y pomadas para restaurar la barrera cutánea.
   - Corticosteroides tópicos: Para reducir la inflamación.
   - **Antihistamínicos:** Para controlar el picor.
   - **Tratamientos sistémicos:** En casos graves o refractarios.
   Papel de la enfermera :
   - **Educación:** Educar al paciente sobre los posibles desencadenantes y cómo minimizar las reagudizaciones.
   - **Aplicación:** Demuestre la forma correcta de aplicar los medicamentos.
   - **Seguimiento:** Evalúe periódicamente el estado de la piel y la eficacia del tratamiento.
2. Psoriasis :
   - Características :
   - Manchas gruesas y rojas con escamas plateadas.

Puede asociarse a dolor articular en caso de psoriasis artropática.

Tratamientos :

Tratamientos tópicos: Corticosteroides, derivados de la vitamina D, tazaroteno.

Fototerapia: Uso de luz UVB para reducir la inflamación.

Tratamientos sistémicos: Fármacos como el metotrexato o la ciclosporina.

Tratamientos biológicos: Inyecciones dirigidas a partes específicas del sistema inmunitario.

Papel de la enfermera :

Educación: Informar al paciente sobre la naturaleza crónica de la enfermedad y las opciones de tratamiento.

Seguimiento: Evaluar los efectos secundarios de los tratamientos y ajustar las dosis.

Apoyo: Proporcionar apoyo emocional ante los retos psicosociales asociados a la psoriasis.

3. Factores comunes :

Estrés: Ambas afecciones pueden verse exacerbadas por el estrés, por lo que es crucial reconocer su impacto y sugerir estrategias para gestionarlo.

Aspecto psicosocial: El impacto sobre la autoestima, la ansiedad y la depresión debe tenerse en cuenta en el tratamiento.

Vínculos con otras especialidades: A veces es necesario colaborar con otros profesionales sanitarios, como los reumatólogos para la psoriasis artropática.

4. El papel de la enfermera :

Comunicación: Establecer una relación de confianza con el paciente, responder a sus preguntas y preocupaciones.

Gestión de los cuidados: coordinación con el dermatólogo para un plan de cuidados individualizado.

Investigación: Mantenerse al día de los últimos avances y tratamientos disponibles.

Las dermatosis inflamatorias, a pesar de su prevalencia, requieren una gestión adaptada y matizada. Las enfermeras desempeñan un papel esencial a la hora de proporcionar cuidados de calidad, educación y apoyo esencial a los pacientes, ayudándoles a gestionar su afección de forma eficaz y a mejorar su calidad de vida.

Enfermedades infecciosas : herpes, verrugas

Las afecciones infecciosas de la piel, como el herpes y las verrugas, están causadas por virus y pueden afectar a muchas personas en distintas etapas de su vida. Aunque estas infecciones suelen ser benignas, pueden causar molestias y preocupaciones estéticas. Las enfermeras dermatológicas desempeñan un papel vital en el diagnóstico, el tratamiento y la educación de los pacientes sobre estas afecciones.

1. Herpes :
  Características :
    Vesículas dolorosas y pruriginosas, generalmente agrupadas, a menudo precedidas de sensaciones de hormigueo o quemazón.
    Puede afectar a la boca (herpes labial) o a los genitales (herpes genital).

Tratamientos :

Antivirales: medicamentos como el aciclovir, el valaciclovir y el famciclovir para reducir la duración y la gravedad de los brotes.

Tratamientos tópicos: Para aliviar el dolor o el prurito asociado.

Papel de la enfermera :

Educación: Informe a los pacientes sobre las vías de transmisión, los métodos de prevención y la necesidad de evitar el contacto durante los brotes.

Apoyo: Comprender la angustia psicosocial asociada al diagnóstico y ofrecer el apoyo adecuado.

Seguimiento: Control de los síntomas y ajuste del tratamiento si es necesario.

2. Verrugas :

Características :

Crecimientos rugosos causados por el virus del papiloma humano (VPH).

Puede aparecer en las manos, los pies y otras partes del cuerpo.

Tratamientos :

Crioterapia: Uso de nitrógeno líquido para congelar la verruga.

Tratamientos tópicos: Preparados a base de ácido salicílico u otros ingredientes para erosionar la verruga.

Terapias menores: como el legrado, la electrocoagulación o el láser.

Papel de la enfermera :

Educación: Explicar a los pacientes los métodos de prevención y los cuidados a domicilio.

Aplicación: Demuestre la forma correcta de aplicar los tratamientos tópicos.

Seguimiento: para asegurarse de que las verrugas responden bien al tratamiento y detectar cualquier complicación.

3. Prevención :

Herpes: Utilizar preservativos, evitar el contacto directo durante los brotes, antivirales profilácticos para las personas de alto riesgo.

Verrugas: No toque ni rasque las verrugas, use calzado en zonas públicas (como las duchas del gimnasio), evite compartir objetos personales.

4. El papel de la enfermera :

Comunicación: Establecer un diálogo abierto con el paciente, aclarar mitos e ideas erróneas.

Gestión de los cuidados: coordinación con el dermatólogo para garantizar que el paciente recibe el tratamiento más adecuado.

Póngase al día: Manténgase al día de los últimos avances en tratamiento y prevención.

Aunque el herpes y las verrugas son comunes, su impacto en el bienestar de los pacientes puede ser significativo. La proximidad de la enfermera dermatóloga al paciente, su experiencia y su capacidad docente son esenciales para proporcionar una atención completa y tranquilizadora.

Trastornos tumorales : melanoma, carcinoma

Los tumores cutáneos, incluidas entidades como el melanoma y el carcinoma, son patologías importantes en dermatología. Estos tumores, ya sean benignos o malignos, requieren una atención especial, una detección precoz y un tratamiento adecuado. Las enfermeras dermatológicas desempeñan un papel crucial en el apoyo a los pacientes, desde la detección inicial hasta el seguimiento posterior al tratamiento.

1. Melanoma :
    Características :
        Cáncer maligno de células melanocíticas.
        A menudo aparece como una nueva lesión pigmentada o un lunar existente que cambia de aspecto.
        Los factores de riesgo incluyen una exposición excesiva al sol, antecedentes familiares y piel clara.
    Tratamientos :
        Escisión quirúrgica: extirpación del tumor y de un margen de tejido sano.
        Terapias dirigidas e inmunoterapia: Para el melanoma avanzado o metastásico.
    Papel de la enfermera :
        Educación: Sensibilización sobre la importancia del autoexamen de la piel y de las revisiones dermatológicas periódicas.
        Apoyo: Ofrecer apoyo emocional ante el diagnóstico y durante el tratamiento.
        Seguimiento: Seguimiento postoperatorio de la cicatriz, detección precoz de recidivas.
2. Carcinomas :
        Características :
        Los más comunes son el carcinoma de células basales (CCB) y el carcinoma de células escamosas (CCE).
        Suelen aparecer en zonas expuestas al sol como la cara, las orejas y las manos.
        Pueden aparecer como nódulos, manchas rojas o úlceras que no cicatrizan.
        Tratamientos :
        Escisión quirúrgica: extirpación del tumor con un margen de seguridad.
        Criocirugía, electrocirugía: Para lesiones poco profundas.

Terapias tópicas y fototerapia: En ciertos casos precoces o superficiales.

Papel de la enfermera :

Educación: Informar a la población sobre los riesgos asociados a la exposición al sol y la importancia de la protección solar.

Apoyo: Asistencia a los pacientes durante las operaciones y cuidados postoperatorios.

Seguimiento: Asegurarse de que las lesiones tratadas cicatrizan y detectar cualquier lesión nueva.

3. Prevención :

Protección solar: Fomente el uso regular de cremas solares, lleve ropa protectora y evite la exposición directa al sol durante las horas punta.

Detección: Promueva las consultas dermatológicas periódicas, en particular para las personas de alto riesgo.

4. El papel de la enfermera :

Comunicación: Establecer una relación de confianza, explicar claramente los diagnósticos, los tratamientos y los resultados esperados.

Gestión de los cuidados: coordinación con el equipo multidisciplinar, incluidos dermatólogos, oncólogos y cirujanos.

Desarrollo profesional: Mantenerse al día de los avances en el tratamiento y las técnicas quirúrgicas.

Debido a su naturaleza potencialmente grave, los tumores cutáneos requieren un enfoque riguroso y empático. Las enfermeras dermatológicas desempeñan un papel central en la atención a los pacientes, garantizando una calidad óptima de los cuidados, combinando los conocimientos técnicos con el apoyo humano.

Enfermedades de la piel relacionadas con la edad y el sol

Con el envejecimiento y la exposición repetida al sol, la piel experimenta cambios significativos que dan lugar a diversas dermatosis. Algunas de estas afecciones son benignas, pero pueden tener un impacto estético, mientras que otras pueden suponer un riesgo para la salud. Las enfermeras dermatológicas desempeñan un papel fundamental a la hora de ayudar a los pacientes a comprender, prevenir y tratar estas afecciones.

1. Queratosis actínica :
   - Características :
   - Lesiones ásperas y engrosadas causadas por años de exposición al sol.
   - Superficies expuestas como la cara, las manos y el cuero cabelludo.
   - Tratamientos :
   - **Criocirugía:** congelación de lesiones.
   - **Terapias tópicas:** Agentes químicos para eliminar las células anormales.
   - **Fototerapia:** Uso de la luz para tratar las lesiones.
   - Papel de la enfermera :
   - **Educación:** Sensibilización sobre los peligros de la exposición al sol.
   - **Monitorización:** Seguimiento de las lesiones para detectar cualquier progresión a carcinoma.
2. Manchas solares (manchas de la edad) :
   - Características :
   - Manchas planas y marrones, normalmente en la cara, las manos y los brazos.
   - Resultado de la exposición acumulativa al sol.
   - Tratamientos :

Terapias con láser : Para aclarar o eliminar manchas.

Peelings químicos: Uso de ácidos para exfoliar la piel.

Microdermoabrasión: Exfoliación mecánica de la superficie de la piel.

Papel de la enfermera :

Consejo: Ofrezca soluciones para prevenir la aparición de nuevas manchas.

Apoyo: Ayudar a los pacientes a comprender y gestionar las implicaciones estéticas.

3. Elastosis solar :

Características :

Piel gruesa y amarilla con arrugas profundas.

Resultante de la degradación de las fibras elásticas debido a la exposición al sol.

Tratamientos :

Hidratación: cremas y lociones para mejorar la textura de la piel.

Tratamientos estéticos: Para mejorar el aspecto de la piel.

Papel de la enfermera :

Educación: Prevención y protección frente al sol.

Orientación: Ayudar a los pacientes a elegir los tratamientos adecuados a su enfermedad.

4. Prevención :

Protección solar: Fomente el uso de cremas solares de amplio espectro, sombreros y ropa larga.

Revisiones periódicas: Promueva el autoexamen de la piel y las consultas dermatológicas para detectar cambios tempranos.

5. El papel de la enfermera :

Comunicación: Sensibilizar a los pacientes sobre las consecuencias de la exposición al sol y los beneficios de una protección adecuada.

Derivación: Dirigir a los pacientes a los recursos adecuados, ya sea para el tratamiento o la prevención.

Las dermatosis relacionadas con la edad y el sol pueden, en muchos casos, prevenirse o reducirse. El enfermero dermatólogo, gracias a sus profundos conocimientos y a su proximidad al paciente, es esencial para proporcionar una atención holística, desde la prevención hasta la terapia, teniendo en cuenta el bienestar general del paciente.

Capítulo 6

TRATAMIENTOS ESPECÍFICOS EN DERMATOLOGÍA

Fototerapia

La fototerapia, tan fascinante como suena, es un enfoque terapéutico surgido de la fusión de la ciencia y la luz. Se basa en el uso de longitudes de onda de luz específicas para tratar una serie de afecciones dermatológicas, entre las que la psoriasis y el eccema atópico encabezan la lista.

El concepto en el que se basa la fototerapia es sencillo: exponiendo la piel a dosis controladas de luz, podemos inducir cambios biológicos a nivel celular que resultan beneficiosos en el tratamiento de determinadas afecciones cutáneas. Sin embargo, no sirve cualquier luz. La luz UVB, por ejemplo, es la más utilizada por su capacidad para ralentizar el crecimiento de las células cutáneas, lo que resulta esencial para tratar afecciones como la psoriasis, en las que la piel se renueva con demasiada rapidez.

Pero, por supuesto, como con cualquier tratamiento, hay matices. La intensidad, duración y frecuencia de la exposición deben calibrarse cuidadosamente, no sólo para maximizar la eficacia, sino también para minimizar los riesgos asociados, como quemaduras o, a largo plazo, un mayor riesgo de cáncer de piel.

Las enfermeras desempeñan un papel clave en la fototerapia. Guían a los pacientes a lo largo del proceso, asegurándose de que llevan la protección adecuada para los ojos y las partes del cuerpo que no requieren tratamiento. También vigilan de cerca la reacción de la piel a la luz, ajustando la dosis si es necesario.

La belleza de la fototerapia reside en su capacidad para ofrecer una alternativa o complemento a los tratamientos tópicos y sistémicos, a menudo sin los efectos secundarios asociados a estos últimos. Muchos pacientes encuentran un alivio significativo con este método, renovando la confianza en sí mismos y sintiéndose cómodos en su propia piel.

Así que la próxima vez que oiga hablar de fototerapia, piense en esta danza armoniosa entre la luz y la piel, orquestada por profesionales dedicados a restablecer el equilibrio y la salud de la piel. Es un brillante recordatorio de cómo la tecnología y la naturaleza pueden trabajar juntas por nuestro bienestar.

Terapias sistémicas : corticosteroides, inmunosupresores

Las terapias sistémicas son una rama del tratamiento médico que actúan sobre todo el organismo, a menudo administradas por vía oral o inyectable. En el campo de la dermatología, ciertas afecciones cutáneas graves o recalcitrantes requieren algo más que un tratamiento tópico. Aquí es donde entran en juego los corticosteroides y los inmunosupresores, que ofrecen un enfoque más global y a menudo más potente.

Los corticosteroides, como la prednisona, son potentes agentes antiinflamatorios que reducen la inflamación y los síntomas asociados a muchas afecciones dermatológicas. Su acción imita la de las hormonas naturales producidas por las glándulas suprarrenales, lo que permite controlar rápidamente los brotes de enfermedades inflamatorias. Sin embargo, su uso no está exento de efectos secundarios, sobre todo cuando es prolongado. Pueden afectar al equilibrio hídrico y electrolítico del organismo, repercutir en la densidad ósea y desencadenar cambios de humor. Por eso suelen recetarse durante periodos cortos o en dosis decrecientes para minimizar los riesgos.

Los inmunosupresores como la ciclosporina o el metotrexato actúan reduciendo la actividad del sistema inmunológico. Este enfoque es útil en los casos en los que el sistema inmunitario ataca por error a la piel, como en la psoriasis o el lupus eritematoso. Aunque estos fármacos pueden ofrecer un alivio significativo, no están exentos de consecuencias. Suprimir la inmunidad puede hacer que el organismo sea más vulnerable a las infecciones. Además, algunos de estos fármacos pueden afectar a la función renal o hepática.

Las enfermeras, que están en primera línea de la atención al paciente, desempeñan un papel crucial en la educación y el seguimiento de los pacientes tratados con estas terapias sistémicas. Se aseguran de que los pacientes comprendan perfectamente el tratamiento, sus beneficios y sus riesgos. También son los centinelas que vigilan los efectos secundarios, guiando a los pacientes en su viaje terapéutico.

Las terapias sistémicas ofrecen una solución potencialmente salvadora para muchos pacientes que sufren afecciones cutáneas graves. Sin embargo, como toda moneda tiene su cara y cruz, su uso requiere un seguimiento cuidadoso y una estrecha colaboración entre el paciente y el equipo médico para garantizar el mejor equilibrio entre eficacia y seguridad.

Terapias biológicas y nuevos avances

La llegada de las terapias biológicas ha revolucionado verdaderamente el panorama del tratamiento dermatológico, abriendo la puerta a intervenciones específicas y a menudo más eficaces para enfermedades que antes se consideraban incurables o difíciles de tratar. En lugar de adoptar un enfoque "global" como ocurre con las terapias tradicionales, los tratamientos biológicos se centran en los mecanismos específicos que se encuentran en la raíz de las enfermedades cutáneas.

Las terapias biológicas, a menudo administradas en forma de inyecciones, son proteínas dirigidas a determinadas partes del sistema inmunitario. En el contexto de enfermedades como la psoriasis o la dermatitis atópica, actúan neutralizando los componentes inflamatorios específicos que desencadenan y mantienen la enfermedad. Por ejemplo, algunos biológicos se dirigen contra el TNF-alfa, una molécula proinflamatoria, mientras que otros atacan a interleucinas específicas.

Lo que hace que estas terapias sean tan prometedoras es su capacidad para ofrecer un alivio rápido y duradero, a menudo con menos efectos secundarios que los tratamientos sistémicos tradicionales. Sin embargo, como modifican la actividad del sistema inmunitario, también pueden aumentar el riesgo de infecciones.

Además de las terapias biológicas, la dermatología está experimentando otros avances apasionantes. La terapia génica, por ejemplo, que consiste en introducir o modificar genes en las células de un paciente para tratar o prevenir una enfermedad, se está explorando actualmente para ciertas afecciones cutáneas hereditarias. La inteligencia artificial y la telemedicina también están ganando terreno, ofreciendo herramientas de diagnóstico más precisas y un mayor acceso a la atención dermatológica.

Las enfermeras, siempre en la frontera entre el paciente y la medicina, desempeñan un papel central en esta nueva era. Están formadas en los últimos avances, asegurándose de que los pacientes se benefician de los tratamientos más eficaces al tiempo que garantizan su seguridad. Es más, su papel como educadoras es cada vez mayor, ya que ayudan a los pacientes a navegar por este panorama médico en constante cambio.

El mundo de la dermatología está en plena efervescencia, con avances que transforman la forma en que entendemos y tratamos las enfermedades de la piel. Como parte de esta dinámica, las enfermeras se están posicionando como faros de luz, guiando a los pacientes hacia horizontes terapéuticos cada vez más prometedores.

Capítulo 7

MANEJO
DE LAS
URGENCIAS
DERMATOLÓGICAS

Quemaduras y lesiones traumáticas

Las quemaduras y las lesiones cutáneas traumáticas se encuentran entre las afecciones más comunes y delicadas de tratar en dermatología. Abarcan una amplia gama de lesiones, desde pequeños rasguños hasta quemaduras profundas, y cada tipo requiere un tratamiento específico para garantizar una curación óptima.

Las quemaduras pueden clasificarse según su gravedad: desde las de primer grado, que sólo afectan a la capa externa de la piel, hasta las de cuarto grado, que pueden dañar músculos, tendones y a veces incluso huesos. La fuente de la quemadura también es variada: térmica (caliente o fría), química, eléctrica o por radiación.

El tratamiento de las quemaduras es un asunto delicado. Requiere una rápida evaluación de la profundidad y extensión de la lesión para decidir el mejor enfoque terapéutico. Las quemaduras superficiales pueden tratarse a menudo con pomadas calmantes y apósitos, mientras que las más profundas pueden requerir hospitalización, injertos de piel o incluso cirugía reconstructiva.

Las lesiones traumáticas, por su parte, suelen estar causadas por accidentes físicos, como cortes, abrasiones o rozaduras. Al igual que las quemaduras, requieren una evaluación cuidadosa para determinar el mejor enfoque terapéutico. Éste puede ir desde simples apósitos y suturas hasta cuidados más especializados de las heridas para prevenir infecciones y minimizar las cicatrices.

La enfermera dermatóloga desempeña un papel esencial en el tratamiento de estas lesiones. A menudo son el primer punto de contacto para el paciente, evaluando la gravedad de la lesión, prestando los primeros auxilios y derivando al paciente a un especialista si es necesario.

Además, realizan el seguimiento de los pacientes, vigilando la cicatrización, cambiando los apósitos, identificando los signos de infección y ofreciendo consejos sobre los cuidados en casa.

Pero más allá de estas habilidades técnicas, las enfermeras también proporcionan apoyo emocional. Las quemaduras y las lesiones traumáticas pueden ser dolorosas, aterradoras y a veces desfigurantes. Las enfermeras tranquilizan a los pacientes, les escuchan y les apoyan en su camino hacia la recuperación, velando no sólo por su salud física, sino también por su bienestar psicológico.

Las quemaduras y las lesiones traumáticas requieren cuidados que sean a la vez científicos y humanos. En este delicado ballet de cuidados, la enfermera dermatológica es una figura central, que combina habilidad, compasión y dedicación para guiar al paciente hacia una recuperación completa.

Reacciones alérgicas agudas

Las reacciones cutáneas alérgicas agudas, conocidas como urticaria o angioedema según su localización e intensidad, son manifestaciones cutáneas repentinas y a menudo inesperadas que resultan de la hipersensibilidad del organismo a un agente alergénico. Ya se trate de la picadura de un insecto, un medicamento, un alimento o incluso un desencadenante ambiental como el polen, las respuestas cutáneas pueden ser alarmantes y potencialmente peligrosas.

La urticaria se manifiesta como manchas rojas, elevadas y con picor que pueden aparecer en cualquier parte del cuerpo. Estas lesiones pueden variar de tamaño, desde pequeñas manchas a grandes placas, y pueden desplazarse o unirse con el tiempo. A veces la reacción va acompañada de una hinchazón más profunda, a menudo en los labios, los párpados o la garganta, lo que se conoce como angioedema.

El tratamiento inmediato es esencial. Si la reacción es leve, pueden administrarse antihistamínicos para calmar el picor y reducir la inflamación. Sin embargo, si la reacción es grave o afecta a la respiración, es necesaria una intervención médica de urgencia, incluida la administración de epinefrina para contrarrestar la reacción.

La enfermera de dermatología suele ser el primer profesional sanitario que evalúa y trata estas reacciones. Deben ser capaces de distinguir rápidamente entre una reacción benigna y otra que podría poner en peligro la vida del paciente. Una vez tratada la crisis aguda, la enfermera desempeña un papel crucial en la educación del paciente, ayudándole a identificar y evitar los alérgenos desencadenantes, a comprender la necesidad de llevar un botiquín de emergencia en caso de alergias graves y a reconocer los primeros signos de una reacción alérgica para poder actuar con rapidez.

Pero más allá del tratamiento médico, las enfermeras también proporcionan apoyo emocional. Una reacción alérgica aguda puede ser traumática y dejar al paciente con un miedo persistente a futuros desencadenantes. La enfermera tranquiliza, responde a las preguntas y proporciona consejos prácticos para ayudar al paciente a controlar y prevenir posibles reacciones futuras.
Cuando se enfrenta a reacciones alérgicas agudas, la enfermera dermatóloga combina hábilmente habilidades clínicas, educación proactiva y empatía, garantizando una atención integral que va más allá de la simple respuesta cutánea y profundiza en el bienestar general del paciente.

Condiciones que requieren intervención rápida

En dermatología, ciertas afecciones requieren un tratamiento rápido debido a su gravedad potencial o a su rápida evolución. Estas situaciones de urgencia pueden ser el resultado de infecciones, afecciones inflamatorias, cánceres u otras patologías subyacentes. Para la enfermera de dermatología, ser capaz de reconocer e intervenir en estas situaciones es crucial.

1. Erisipela y celulitis infecciosa:
La erisipela es una infección bacteriana aguda de la piel causada principalmente por estreptococos. Se manifiesta con enrojecimiento intenso, hinchazón, calor y dolor. La celulitis infecciosa es similar, pero afecta a las capas más profundas de la piel. Sin un tratamiento rápido, la infección puede propagarse rápidamente y llegar a ser potencialmente mortal.

2. Fascitis necrotizante:
Se trata de una infección poco frecuente pero temible que destruye rápidamente el tejido blando situado bajo la piel. Los síntomas iniciales pueden ser engañosos, pero el dolor suele ser desproporcionado con respecto al aspecto inicial de la piel.

3. Pénfigo vulgar:
Se trata de una enfermedad autoinmune que provoca la formación de ampollas en la piel y las mucosas. Si no se trata, esta afección puede causar complicaciones graves.

4. Melanoma:
Se trata de un tipo de cáncer de piel que, cuando se detecta en una fase temprana, es muy tratable. Sin embargo, si se deja progresar, el melanoma puede metastatizar rápidamente en otras partes del cuerpo.

5. Reacciones medicamentosas graves:
Algunas reacciones cutáneas a los medicamentos pueden ser graves y potencialmente mortales, como el síndrome de Stevens-Johnson o la necrólisis epidérmica tóxica. Estas afecciones se manifiestan como descamación y una erupción cutánea dolorosa, y requieren hospitalización.

Para la enfermera dermatóloga, el reconocimiento precoz de estas patologías es crucial. La intervención debe ser rápida para minimizar los daños y maximizar las posibilidades de recuperación. Además del diagnóstico y el tratamiento, la educación del paciente sobre los signos y síntomas a los que debe estar atento es fundamental, especialmente en las afecciones en las que el riesgo de recurrencia es elevado.

La enfermera es a menudo el pilar emocional del paciente en una situación de emergencia. La capacidad de tranquilizar, escuchar e informar es tan esencial como las habilidades clínicas. En resumen, dentro del espectro de las patologías dermatológicas, estas urgencias son un recordatorio de la importancia crucial de una intervención rápida y de la excelencia clínica en los cuidados.

Capítulo 8

DERMATOLOGÍA PEDIÁTRICA

Características especiales de la piel de los niños

La piel de los niños es única, y esta singularidad va mucho más allá de su suavidad al tacto. Desde un punto de vista dermatológico, comprender estas características específicas es esencial si queremos ofrecer un cuidado óptimo a esta joven población.

1. Espesor:
La piel de los recién nacidos y los niños pequeños es más fina que la de los adultos. Esto hace que su piel sea más vulnerable a las infecciones, las irritaciones y los efectos del sol. También es menos resistente al roce o a los traumatismos.

2. Contenido de agua:
La piel de los niños tiene una capacidad de hidratación diferente. Aunque puede retener el agua eficazmente, también la pierde con mayor rapidez, lo que hace que los niños sean más susceptibles a la deshidratación cutánea.

3. Producción de melanina:
La producción de melanina en los niños, sobre todo en los recién nacidos, no es tan eficaz como en los adultos, lo que les hace más sensibles a los rayos UV.

4. Función de barrera:
Al ser tan fina, la barrera cutánea de los niños es menos eficaz, lo que puede provocar una mayor absorción de sustancias externas. Esto les hace más sensibles a los productos tópicos, los alérgenos y otros agentes ambientales.

5. Producción de sudor:
Las glándulas sudoríparas de los niños no son completamente funcionales desde el nacimiento. Esto

puede afectar a su capacidad para regular eficazmente la temperatura corporal mediante la sudoración.

6. Sensibilidad:
La piel de los niños es más sensible a la irritación y la inflamación. Afecciones como el eccema, la dermatitis del pañal y otras erupciones cutáneas son más frecuentes en los niños pequeños.

7. Curación:
Aunque la piel de los niños tiene una gran capacidad de regeneración, el proceso de cicatrización puede ser diferente. La formación de cicatrices hipertróficas o queloides puede ser más frecuente en algunos niños.

Como profesionales sanitarios, comprender estos matices es vital cuando se trata del cuidado dermatológico de los niños. Las opciones de tratamiento, la frecuencia de los cuidados, la prevención y la educación de los padres deben adaptarse a estas particularidades. Cada etapa, desde la evaluación hasta la prescripción y la educación, requiere un enfoque centrado en el niño, que garantice una atención segura y eficaz adaptada a sus necesidades específicas.

Dolencias comunes en los niños

En los niños, una serie de afecciones dermatológicas son especialmente prevalentes o específicas de este grupo de edad. Estos trastornos cutáneos suelen ser el resultado de una combinación de factores, como las peculiaridades de la piel del niño, su sistema inmunitario en desarrollo, el entorno y las interacciones. A continuación se ofrece una lista no exhaustiva de los trastornos cutáneos que se observan con frecuencia en los niños:

1. Eccema o dermatitis atópica:
Se trata de una afección crónica de la piel caracterizada por manchas rojas, picor y piel seca. Puede aparecer ya en los primeros meses de vida y suele estar relacionada con otros síntomas atópicos como el asma o la fiebre del heno.

2. Varicela:
Esta enfermedad vírica es típica de la infancia y se manifiesta como una erupción cutánea de vesículas que pican y se convierten en costras.

3. Dermatitis seborreica (costra láctea):
Se trata de una afección común en los bebés, que se manifiesta en forma de manchas escamosas y grasas en el cuero cabelludo, aunque también puede afectar a la cara y a otras zonas del cuerpo.

4. Molloscum contagiosum:
Son pequeñas pápulas cutáneas, generalmente benignas, causadas por un virus. Pueden aparecer en cualquier parte del cuerpo, pero suelen concentrarse en zonas de fricción.

5. Impétigo:
Se trata de una infección bacteriana superficial, a menudo causada por estafilococos aureus o estreptococos, caracterizada por lesiones supurantes y costras de color miel.

6. Verrugas:
Estos crecimientos cutáneos benignos están causados por el virus del papiloma humano (VPH) y pueden aparecer en las manos, los pies u otras partes del cuerpo.

7. Urticaria:
Manchas rojas elevadas, a menudo con picor, que pueden estar causadas por alergias alimentarias, infecciones u otros desencadenantes.

8. Roséola:
Se trata de una enfermedad vírica caracterizada por fiebre alta seguida de una erupción de color rosa pálido.

9. Dermatitis del pañal:
Esta irritación de la piel es frecuente en bebés y niños pequeños, generalmente como reacción a la humedad o al roce de los pañales.

10. Manchas de café con leche:
Se trata de manchas pigmentarias benignas, de color marrón claro, que suelen aparecer desde el nacimiento o durante los primeros años de vida.

Comprender estas afecciones y sus presentaciones típicas es crucial para la enfermera dermatóloga que trabaja con niños. El manejo suele implicar una combinación de tratamiento médico y educación de los padres sobre cuidados en casa, prevención y seguimiento. Cada afección, aunque común, requiere una atención detallada para garantizar el bienestar del niño y tranquilizar a los padres.

Comunicación y cuidados específicos para pacientes jóvenes

El tratamiento dermatológico de los pacientes jóvenes no consiste sólo en el tratamiento médico o la atención directa. La comunicación y un enfoque específico para cada edad son cruciales para una experiencia médica positiva tanto para el niño como para sus padres o tutores.

1. Enfoque centrado en el niño :
Cuando se atiende a un paciente joven, es esencial implicarle todo lo posible en el proceso asistencial. Los niños deben ser tratados con respeto, teniendo en cuenta

su nivel de comprensión y su capacidad para participar en las decisiones sobre sus cuidados.

2. Crear un entorno tranquilizador :
Las instalaciones médicas pueden resultar intimidantes para los niños. Por eso es importante crear un entorno acogedor, con juguetes, libros y distracciones visuales apropiados para su edad.

3. Comunicación adecuada a la edad :
Es esencial utilizar un lenguaje claro, sencillo y adecuado a la edad del niño. Explicar los procedimientos venideros, utilizar analogías sencillas o juguetes para mostrar lo que va a ocurrir puede ayudar a aliviar los temores.

4. Implicación de los padres o tutores :
Los padres desempeñan un papel esencial en el proceso de atención. Asegúrese de que entienden el diagnóstico, el tratamiento y los cuidados a domicilio. Anímeles a hacer preguntas y a ser socios activos en el cuidado de su hijo.

5. Técnicas de distracción :
Utilizar técnicas de distracción durante los procedimientos o tratamientos puede reducir la ansiedad y el dolor. Esto puede incluir el uso de música, vídeos, libros o incluso técnicas de respiración.

6. Respete el ritmo del niño :
Cada niño es único. Algunos pueden necesitar más tiempo para adaptarse al entorno médico o para sentirse cómodos con un procedimiento. Respetar su ritmo y darles el tiempo que necesitan es crucial.

7. Formación continua :
Es esencial que las enfermeras de dermatología reciban una formación continua sobre las mejores prácticas en comunicación pediátrica y el tratamiento de pacientes jóvenes.

8. Retroalimentación y ajustes :
Solicite regularmente la opinión de los niños y de sus padres. Esta información puede ayudar a identificar áreas de mejora y adaptar el enfoque o las técnicas de comunicación.

9. Apoyo emocional :
Reconozca y valide los sentimientos del niño. Algunos pueden estar preocupados, asustados o frustrados por su enfermedad o los procedimientos médicos. El apoyo emocional es tan importante como los cuidados físicos.

La clave del éxito en el tratamiento dermatológico de los pacientes jóvenes reside en una combinación de habilidades clínicas, comunicación adecuada y auténtica empatía por la experiencia única de cada niño. Juntos, estos elementos pueden crear una experiencia médica positiva y promover resultados óptimos.

Capítulo 9

DERMATOLOGÍA COSMÉTICA Y QUIRÚRGICO

Procedimientos cosméticos comunes

Los procedimientos cosméticos en dermatología han experimentado un importante aumento de popularidad en los últimos años, debido en gran parte a los avances tecnológicos que los hacen más seguros y eficaces. Estos procedimientos suelen estar diseñados para mejorar el aspecto de la piel, reducir los signos del envejecimiento y realzar los rasgos estéticos. He aquí un resumen de los procedimientos cosméticos más comunes en dermatología:

1. Toxina botulínica (Botox) :
Inyectado en los músculos faciales, se utiliza para reducir la aparición de arrugas dinámicas como las de la frente o las patas de gallo cerca de los ojos.

2. Rellenos dérmicos :
Estos geles, a menudo a base de ácido hialurónico, se inyectan para rellenar las arrugas, redefinir el contorno facial y restaurar el volumen, sobre todo en las mejillas, los labios y el surco nasogeniano.

3. Exfoliación química :
Consiste en utilizar una solución química para exfoliar la capa superficial de la piel, reduciendo la aparición de manchas de pigmentación, líneas finas y otras imperfecciones.

4. Microdermoabrasión :
Una técnica de exfoliación que utiliza diminutos cristales para eliminar la capa superior de piel muerta, dejando la piel más suave y luminosa.

5. Terapia láser :
Existen distintos tipos de láser que se utilizan para tratar manchas pigmentarias, cicatrices, arrugas, vasos sanguíneos visibles e incluso el rejuvenecimiento cutáneo.

6. Luz pulsada intensa (IPL) :
Se utiliza para tratar las manchas de pigmentación, la rosácea, los vasos sanguíneos visibles y otras imperfecciones de la piel.

7. Depilación láser :
Un rayo láser se dirige a los folículos pilosos para reducir el crecimiento del vello no deseado.

8. Criolipólisis :
Un método no invasivo que utiliza el frío para descomponer las células grasas sin dañar el tejido circundante.

9. Escleroterapia :
Un tratamiento para las arañas vasculares en el que se inyecta una solución en las venas, lo que hace que se encojan.

10. Terapia de radiofrecuencia :
Utiliza ondas de radio para calentar la dermis, estimulando la producción de colágeno y tensando la piel.

11. Microneedling :
Unas pequeñas agujas crean microlesiones en la piel, estimulando la producción de colágeno y elastina.

12. Trasplantes capilares :
Para quienes sufren calvicie o adelgazamiento del cabello, pueden trasplantarse unidades foliculares individuales de una parte del cuero cabelludo a otra.

13. Terapias combinadas :
Los dermatólogos suelen combinar distintos procedimientos para obtener resultados óptimos, como una exfoliación química seguida de terapia láser.

Estos procedimientos, aunque estéticamente agradables, requieren conocimientos precisos y una cuidadosa evaluación de la paciente. Una consulta inicial exhaustiva, en la que se discutan claramente las expectativas y los riesgos, es crucial para garantizar la seguridad y la satisfacción de la paciente.

Técnicas quirúrgicas en dermatología

La cirugía dermatológica abarca una amplia gama de procedimientos, desde intervenciones menores hasta cirugías más complejas. Estas técnicas se utilizan principalmente para tratar lesiones cutáneas, ya sean benignas, precancerosas o malignas. He aquí un resumen de las técnicas quirúrgicas utilizadas habitualmente en dermatología:

1. Escisión quirúrgica :
Se trata de la extirpación de una lesión cutánea mediante un bisturí. Tras la escisión, se suturan los bordes de la herida. Esta técnica se utiliza con frecuencia para extirpar quistes, lipomas y ciertos tumores cutáneos.

2. Cirugía de Mohs :
Se trata de una técnica quirúrgica precisa utilizada para tratar los cánceres de piel, en particular el carcinoma de células basales y el carcinoma de células escamosas. Consiste en extirpar el tumor capa por capa, revisando cada capa al microscopio hasta que no se detectan más células cancerosas.

3. Curetaje y electrocauterio :
Tras raspar una lesión con una cureta, se utiliza un electrodo para cauterizar la zona y detener la hemorragia. Suele utilizarse para tratar las queratosis seborreicas y ciertos carcinomas superficiales.

4. Biopsia de piel :
Se extrae una pequeña porción de tejido para examinarla al microscopio. Existen varias técnicas de biopsia, como la biopsia en sacabocados, la biopsia por rasurado o la biopsia por escisión.

5. Criocirugía :
Utilizando nitrógeno líquido, esta técnica "congela" y destruye las lesiones cutáneas. Se utiliza habitualmente para verrugas, queratosis actínicas y otras lesiones benignas.

6. Láseres quirúrgicos :
Algunos láseres se utilizan para eliminar lesiones cutáneas, tratar varices o rejuvenecer la piel.

7. Injerto de piel :
Cuando se pierde o daña una zona extensa de piel, puede ser necesario un injerto cutáneo. La piel puede tomarse de otra parte del cuerpo del paciente.

8. Colgajo de piel :
A diferencia de los injertos, los colgajos de piel tienen su propio riego sanguíneo. Se utilizan para cubrir la pérdida de sustancia, sobre todo tras la cirugía de Mohs.

9. Liposucción :
Aunque se asocia más comúnmente con la cirugía estética, la liposucción también puede utilizarse en dermatología para tratar afecciones como el lipoedema.

10. Dermoabrasión :
Se trata de un rejuvenecimiento mecánico de la piel para tratar cicatrices de acné, arrugas y otras imperfecciones.

11. Drenaje e incisión de abscesos :
En caso de que una infección cutánea forme un absceso, puede practicarse una incisión para drenar el pus.

La cirugía dermatológica requiere una gran precisión, conocimientos específicos y una evaluación exhaustiva de las lesiones. La prevención de complicaciones, el seguimiento postoperatorio y una comunicación eficaz con el paciente son esenciales para el éxito de estas operaciones.

Cuidados postoperatorios y prevenir complicaciones

Los cuidados postoperatorios son cruciales para garantizar una cicatrización óptima tras una intervención dermatológica. Unos buenos cuidados no sólo garantizan la cicatrización de la herida, sino que también minimizan las cicatrices y evitan complicaciones.

Aquí tiene una presentación fluida sobre el tema:
Tras una intervención dermatológica, los cuidados postoperatorios desempeñan un papel fundamental para el paciente. Una incisión, aunque sea menor, representa una puerta abierta al organismo, y es imprescindible asegurarse de que la cicatrización se produzca en las mejores condiciones posibles.

Limpieza de la herida: La limpieza es la primera línea de defensa contra la infección. Es esencial limpiar suavemente la zona operada con una solución antiséptica suave, según recomiende el dermatólogo. Evite los frotamientos agresivos que podrían dañar la frágil zona.

Apósitos: Dependiendo de la naturaleza y la localización de la operación, se necesitarán apósitos estériles. Desempeñan una función protectora, impidiendo la contaminación de la herida y absorbiendo cualquier exudado. Estos apósitos deben cambiarse con regularidad y siempre que se mojen o ensucien.

Antibióticos: En algunos casos, para prevenir la infección, puede prescribirse un tratamiento de antibióticos tópicos u orales. Es crucial seguir la dosis recomendada y no interrumpir el tratamiento prematuramente.

Tratamiento del dolor: Si aparece dolor tras la operación, pueden recetarse analgésicos. Sin embargo, es importante evitar los fármacos que pueden favorecer las hemorragias, como la aspirina.

Reducir la inflamación: Después de ciertas operaciones puede producirse inflamación. Utilizar compresas frías o elevar la zona operada puede ayudar a reducir la inflamación.

Limitación de la actividad física: Para evitar tensiones en la herida y promover una cicatrización óptima, puede ser necesario limitar ciertos movimientos o actividades durante un periodo de tiempo determinado.

Protección solar: La piel recién operada es especialmente sensible a los rayos UV. Por lo tanto, la protección solar es esencial para evitar la hiperpigmentación o decoloración de la cicatriz.

Vigilancia: Cualquier signo anormal, como enrojecimiento excesivo, supuración, calor local o aumento del dolor, debe comunicarse con prontitud. Son indicadores potenciales de complicaciones, como una infección.

Hidratación y cuidado de la cicatriz: Una vez que la herida ha cicatrizado correctamente, la aplicación regular de una crema hidratante o un producto específico puede mejorar el aspecto de la cicatriz.

La prevención de complicaciones depende en gran medida de una estrecha colaboración entre el paciente y el profesional sanitario. Respetando escrupulosamente los consejos postoperatorios y manteniendo una comunicación abierta con su dermatólogo, los pacientes maximizan sus posibilidades de una recuperación sin problemas y un resultado estético satisfactorio.

Capítulo 10

RETOS
Y
ÉTICA
EN
DERMATOLOGÍA

Gestión de pacientes
con enfermedades crónicas

El manejo de los pacientes con enfermedades crónicas de la piel requiere un enfoque holístico, que tenga en cuenta no sólo los aspectos físicos de la enfermedad, sino también las implicaciones psicológicas, sociales y emocionales que puede tener. He aquí una exploración fluida del manejo de estos pacientes:

Como órgano más grande del cuerpo e interfaz visible con el mundo exterior, la piel desempeña un papel esencial en nuestra identidad y autopercepción. Cuando se ve afectada por una enfermedad crónica, esto puede tener un profundo impacto en la calidad de vida del paciente.

Evaluación exhaustiva: El primer paso del tratamiento es una evaluación exhaustiva de la naturaleza, gravedad e impacto de la afección cutánea. Esta evaluación incluye un historial médico detallado, un examen clínico y, si es necesario, pruebas diagnósticas.

Plan de tratamiento individualizado: Cada paciente es único y es esencial desarrollar un plan de tratamiento adaptado a sus necesidades específicas. Éste puede incluir medicamentos tópicos, terapias sistémicas, sesiones de fototerapia o incluso cirugía.

Apoyo psicológico: Las enfermedades crónicas de la piel pueden tener un impacto considerable en el bienestar emocional del paciente. Ofrecer apoyo psicológico, ya sea mediante consultas individuales o grupos de apoyo, es esencial. En algunos casos, el seguimiento con un psicólogo o psiquiatra puede resultar beneficioso.

Educación del paciente : La autogestión es un componente clave de la gestión de las enfermedades crónicas. Educar a los pacientes sobre su enfermedad, los tratamientos disponibles y las medidas de autocuidado puede mejorar significativamente la adherencia al tratamiento y la calidad de vida.

Seguimiento regular: Las enfermedades crónicas requieren un seguimiento continuo para evaluar la eficacia del tratamiento, identificar cualquier complicación y ajustar el plan de cuidados en consecuencia.

Comunicación abierta: Es esencial que exista una relación de confianza entre el paciente y el equipo asistencial. Una comunicación abierta garantiza que las preocupaciones, preguntas y necesidades del paciente sean atendidas y tenidas en cuenta.

Gestión de las exacerbaciones: Las enfermedades crónicas pueden experimentar periodos de exacerbación. Estar preparado y saber cómo gestionar estos periodos puede reducir la ansiedad asociada y mejorar los resultados.

Integración de la atención: Los pacientes con enfermedades crónicas de la piel pueden requerir la atención de varios especialistas. Garantizar una comunicación y coordinación eficaces entre los distintos proveedores de atención es crucial.

Prevención y concienciación: Informar a los pacientes sobre los posibles factores desencadenantes y las medidas preventivas puede ayudar a reducir la frecuencia y la gravedad de las reagudizaciones.

Implicaciones sociales: Las enfermedades cutáneas pueden repercutir en la vida social y profesional del paciente. Ofrecer asesoramiento sobre cómo gestionar estos retos es fundamental.

El tratamiento de los pacientes con enfermedades crónicas de la piel requiere un enfoque empático, integrador y basado en pruebas. Centrándose en la comprensión, el apoyo y la colaboración, los profesionales sanitarios pueden ayudar a estos pacientes a llevar una vida lo más normal y satisfactoria posible.

Cuestiones éticas
relacionados con la cosmetología

La cosmetología, que abarca el estudio y la aplicación de tratamientos estéticos para mejorar o alterar la apariencia, es un campo en constante evolución y sujeto a un conjunto único de cuestiones éticas. He aquí una exploración fluida de algunas de las preocupaciones éticas que suelen plantearse en este campo:

La búsqueda de la belleza y la perfección es casi tan antigua como la propia humanidad. Sin embargo, en la era de la tecnología avanzada, los medios sociales y la publicidad omnipresente, esta búsqueda ha adquirido una nueva dimensión. La cosmetología, en la encrucijada de la ciencia médica, el arte y el comercio, se enfrenta a una miríada de dilemas éticos.

Estándares de belleza: La cosmetología se ve a menudo influida por los fluctuantes estándares de belleza, transmitidos por los medios de comunicación y la cultura popular. ¿Pueden estos estándares conducir a una presión social indebida o crear ideales de belleza poco realistas? ¿Y qué hay de la promoción de la diversidad y la autoaceptación?

Consentimiento informado: Cualquier tratamiento estético, sea invasivo o no, conlleva riesgos. ¿Reciben los pacientes toda la información que necesitan para tomar una decisión con conocimiento de causa? ¿El deseo de un paciente de someterse a un procedimiento es realmente autónomo o está influido por factores externos?

Acceso a los tratamientos: La cosmetología suele ser cara, lo que plantea la cuestión de la equidad. ¿Deberían ser accesibles a todo el mundo los tratamientos estéticos de alta calidad, independientemente de su capacidad económica?

Formación y competencia: Con la creciente popularidad de los procedimientos estéticos, muchos proveedores ofrecen servicios sin la formación ni la competencia necesarias. ¿Cómo podemos garantizar la seguridad de los pacientes y la profesionalidad en este campo?

Explotación comercial: La comercialización de los servicios de cosmetología puede a veces exagerar los beneficios o minimizar los riesgos, lo que conduce a decisiones imprudentes. ¿Dónde trazamos la línea entre la publicidad ética y la manipulación?

Investigación e innovación: ¿Debe someterse la investigación cosmetológica a las mismas estrictas normas éticas que la investigación médica? ¿Y cómo podemos garantizar que las nuevas técnicas o productos son seguros antes de su adopción generalizada?

Repercusiones psicológicas: Es crucial reconocer que no todos los problemas de autoestima o de percepción corporal pueden resolverse con procedimientos estéticos. ¿Cómo podemos asegurarnos de que los pacientes reciben el apoyo psicológico adecuado antes de optar por los procedimientos?

Procedimientos en menores: Los procedimientos cosméticos en menores plantean cuestiones éticas adicionales. ¿Hasta qué punto puede un adolescente dar su consentimiento informado para un procedimiento que tendrá repercusiones a largo plazo?

Sostenibles y éticos: En una época de conciencia medioambiental, también es esencial tener en cuenta el impacto ecológico de los productos y procedimientos cosméticos. ¿Son sostenibles? ¿Se prueban los productos en animales?

Ante estos dilemas, la cosmetología debe evaluar y reevaluar constantemente sus prácticas. El respeto por la autonomía del paciente, el compromiso con la integridad profesional y el reconocimiento del impacto social más amplio del campo son esenciales para navegar por estas aguas éticamente complejas.

Continuidad de los cuidados
y apoyo psicológico

La continuidad asistencial y el apoyo psicológico en dermatología, al igual que en otras disciplinas médicas, desempeñan un papel crucial a la hora de garantizar una atención integral y holística al paciente. Veamos estos conceptos desde una perspectiva fluida e integrada.

La piel, testigo silencioso de nuestras vidas, es mucho más que un escudo contra los elementos. Refleja nuestra historia, nuestra salud y, en muchos casos, nuestras inquietudes interiores. La dermatología, por tanto, no puede limitarse a tratar los trastornos cutáneos: también debe tener en cuenta al ser humano que hay detrás de la piel.

Continuidad de la atención

La continuidad asistencial se refiere a la atención coordinada e ininterrumpida que se extiende mucho más allá de la primera consulta. Es esencial para :

Generar confianza: Un paciente que sabe que es supervisado regularmente por un equipo médico se sentirá más inclinado a cumplir un plan de tratamiento y a compartir sus preocupaciones.

Tratamiento de afecciones crónicas: Muchas afecciones dermatológicas, como la psoriasis o el eczema, requieren un seguimiento a largo plazo. La continuidad de los cuidados garantiza una gestión óptima adaptada a la progresión de la enfermedad.

Prevención de complicaciones: Las consultas regulares permiten la detección precoz de signos de empeoramiento o de los efectos secundarios del tratamiento, lo que permite una intervención rápida.

Apoyo psicológico

El papel del apoyo psicológico en dermatología es doble:

Gestionar el impacto emocional: Las afecciones cutáneas, que son visibles y a veces estigmatizantes, pueden tener un profundo efecto en la autoestima, la imagen corporal y la calidad de vida. El apoyo psicológico ayuda a los pacientes a gestionar estos retos, proporcionándoles las herramientas para aumentar su resiliencia y bienestar.

Comprender la causa subyacente: Algunas afecciones cutáneas pueden verse exacerbadas por el estrés u otros factores emocionales. El apoyo psicológico puede ayudar a identificar estos factores desencadenantes y a poner en marcha estrategias para controlarlos.

Por lo tanto, la colaboración entre el dermatólogo, la enfermera dermatológica y los profesionales de la salud mental es esencial. Permite ofrecer a los pacientes una atención integrada que va más allá del simple tratamiento de los síntomas cutáneos para abarcar a toda la persona.

En un mundo en el que a veces la medicina tiende a fragmentarse, la continuidad de la atención y el apoyo psicológico nos recuerdan la importancia de ver al paciente como un todo inseparable de cuerpo y mente. En dermatología, este enfoque holístico no sólo es beneficioso, sino esencial para garantizar el bienestar de los pacientes a largo plazo.

Capítulo 11

PSICOLOGÍA Y APOYO EMOCIONAL

Impacto psicológico
trastornos cutáneos

Las afecciones cutáneas, como manifestaciones visibles y a menudo permanentes, pueden tener profundas implicaciones para el bienestar psicológico de un individuo. A diferencia de otras afecciones que pueden permanecer invisibles para el mundo, los problemas de la piel suelen ser inmediatamente visibles, lo que crea un conjunto único de desafíos psicológicos. Profundicemos en el impacto psicológico de las afecciones cutáneas.

La piel es mucho más que una barrera física; es también el espejo de nuestras emociones, nuestra historia y, en muchos sentidos, nuestra identidad. Cuando está marcada por una dolencia, ésta puede alterar no sólo nuestro aspecto, sino también la percepción que tenemos de nosotros mismos.

Estigma y aislamiento social

Las afecciones cutáneas pueden conllevar un estigma. Afecciones como la psoriasis, el vitíligo o el acné grave pueden atraer a menudo miradas curiosas e incluso comentarios despectivos. Algunos pacientes pueden sentirse juzgados o incomprendidos, lo que puede llevarles a aislarse socialmente para evitar ser juzgados.

Autoestima e imagen corporal

La piel desempeña un papel crucial en nuestra imagen corporal. Las afecciones cutáneas pueden provocar una reducción de la autoestima, sobre todo en una sociedad en la que la perfección estética suele ponerse en un pedestal. Las personas pueden sentirse menos atractivas, lo que puede afectar a su confianza en las relaciones interpersonales y románticas.

Estrés y depresión

Existe una relación bidireccional entre el estrés y las afecciones cutáneas. El estrés puede exacerbar muchas afecciones dermatológicas, mientras que la presencia de estas afecciones puede, a su vez, aumentar los niveles de estrés y ansiedad. En algunos casos, la angustia psicológica puede convertirse en depresión clínica.

Repercusiones profesionales

Algunas personas pueden sentir que el estado de su piel les pone en desventaja en el mundo profesional, sobre todo en profesiones en las que la apariencia desempeña un papel fundamental. Esto puede limitar sus oportunidades profesionales o su deseo de progresar.

Comportamientos de evitación

La vergüenza o el pudor pueden llevar a las personas con afecciones cutáneas a adoptar comportamientos de evitación: rechazar invitaciones sociales, evitar ciertas actividades (como la natación) o vestirse de forma que su piel quede completamente oculta.

Reconocer el impacto psicológico de las afecciones cutáneas es esencial si se quiere ofrecer a los pacientes una atención integral. El tratamiento no debe centrarse únicamente en los síntomas físicos, sino también en el apoyo emocional, para ayudar a los pacientes a recuperar una imagen positiva de sí mismos y a gestionar mejor el impacto de su afección en su vida cotidiana.

Enfoque holístico del paciente : más allá de la piel

El enfoque holístico del paciente en dermatología reconoce que cada individuo es una entidad compleja, en la que cuerpo, mente y entorno interactúan constantemente. Mientras que la dermatología se ha centrado tradicionalmente en el tratamiento de las afecciones cutáneas, una visión holística va mucho más allá de la piel, abarcando las repercusiones emocionales, psicológicas, sociales e incluso espirituales de las enfermedades cutáneas en el individuo. Profundicemos en este enfoque integrado.

Los seres humanos son mucho más que la suma de sus partes; son seres multidimensionales. En dermatología, el enfoque holístico viene a recordarnos que detrás de cada afección cutánea hay una persona con sus propias historias, retos, esperanzas y miedos.

Dimensión emocional y psicológica

Como hemos explorado antes, las afecciones cutáneas pueden tener un profundo impacto en la autoestima, la imagen corporal y el bienestar emocional. Un enfoque holístico reconoce estos retos y trata de abordarlos, quizás incorporando una terapia cognitivo-conductual, técnicas de relajación o sesiones con un psicólogo.

La dimensión social

La piel, a menudo considerada como nuestra "tarjeta de visita", desempeña un papel en nuestras interacciones sociales. Las afecciones cutáneas pueden afectar al modo en que un individuo interactúa con los demás, se aísla o se siente estigmatizado. Adoptar una visión holística también significa apoyar a los pacientes a reconstruir sus relaciones y ayudarles a desenvolverse en el mundo social con confianza.

La dimensión física

Más allá de los síntomas cutáneos aparentes, es esencial comprender las causas subyacentes, que a veces pueden estar relacionadas con otras afecciones médicas, desequilibrios hormonales o factores medioambientales. La alimentación sana, el ejercicio y el cuidado adecuado de la piel también forman parte de esta dimensión.

Dimensión espiritual

Para algunos, su piel y su afección pueden estar vinculadas a cuestiones más profundas de significado, propósito o espiritualidad. Respetar y explorar esta dimensión puede ofrecer un apoyo adicional a algunos pacientes, ayudándoles a encontrar sentido o aceptación a su afección.

La dimensión medioambiental

El medio ambiente desempeña un papel esencial en la salud de la piel. Un enfoque holístico tiene en cuenta factores como la exposición al sol, los alérgenos ambientales, la calidad del aire e incluso los productos cosméticos utilizados.

Un enfoque holístico de la dermatología reconoce al paciente como un todo. Busca tratar no sólo la afección cutánea, sino también comprender y responder a los numerosos retos a los que se enfrentan los pacientes en su vida diaria. Este enfoque integrado y centrado en el paciente es esencial para proporcionar una atención verdaderamente transformadora y completa.

Proporcionar apoyo emocional y asesoramiento a medida

El apoyo emocional y un asesoramiento adecuado son elementos clave de la atención al paciente, especialmente en el campo de la dermatología. El aspecto de la piel, como elemento principal de la identidad visual de una persona, puede tener un profundo efecto en el bienestar psicológico. He aquí cómo el apoyo emocional y el asesoramiento adecuado pueden integrarse en la atención al paciente con compasión y profesionalidad.

Escucha empática

Uno de los primeros pasos para proporcionar apoyo emocional es simplemente escuchar al paciente. Al dar al paciente el espacio y el tiempo necesarios para compartir sus preocupaciones, miedos y frustraciones, la enfermera o el médico establecen una relación de confianza.

Validar los sentimientos

Las emociones asociadas a las afecciones cutáneas pueden ser complejas. Es esencial validar los sentimientos del paciente, reconocer que sus preocupaciones son legítimas y nunca minimizar sus experiencias.

Proporcionar información

La incertidumbre y la falta de información pueden exacerbar la ansiedad. Proporcionar información clara, comprensible y honesta sobre el diagnóstico, el tratamiento y las expectativas puede ayudar a reducir la ansiedad del paciente.

Técnicas de gestión del estrés

Aprender técnicas sencillas de gestión del estrés, como la respiración profunda, la meditación o llevar un diario, puede proporcionar un apoyo emocional adicional.

Grupos de apoyo y terapia

Remitir a los pacientes a grupos de apoyo específicos para su enfermedad cutánea o a profesionales de la salud mental puede proporcionarles valiosos recursos para gestionar sus emociones.

Consejos sobre el cuidado personal

Además de los tratamientos médicos, proporcionar consejos sobre el cuidado de la piel, rutinas adecuadas y productos recomendados puede ayudar a los pacientes a sentirse más en control de su enfermedad.

Gestión de las expectativas

Es esencial discutir honestamente los resultados esperados del tratamiento. Si un paciente tiene expectativas poco realistas, es crucial reajustarlas para evitar futuras decepciones.

Formación continua

La formación continua de los profesionales sanitarios en los aspectos psicológicos de los trastornos cutáneos puede mejorar la calidad de la atención prestada.

La gestión de las afecciones cutáneas va mucho más allá del tratamiento físico. Reconocer y responder a las necesidades emocionales de los pacientes es igual de crucial para garantizar un enfoque integral y empático de la atención. Al integrar el apoyo emocional y el asesoramiento personalizado en la vía asistencial, los profesionales pueden ayudar a los pacientes a superar sus retos con confianza y esperanza.

Capítulo 12

DIVERSIDAD Y CUIDADOS ESPECÍFICOS DE LA PIEL

Diferencias y especificidades étnicas cuidado de la piel

La piel, el órgano más grande de nuestro cuerpo, es única para cada uno de nosotros y lleva huellas de nuestros orígenes, herencia e historia. Las características de la piel, como el color, la textura y la reactividad, varían según los grupos étnicos, lo que puede influir en las afecciones cutáneas, su diagnóstico y tratamiento. Por ello, comprender las diferencias étnicas y las especificidades del cuidado de la piel es esencial para proporcionar una atención dermatológica adecuada y eficaz.

Características de la piel por grupo étnico

Pigmentación: Las personas de ascendencia africana, asiática o latinoamericana suelen tener una piel más rica en melanina, lo que les proporciona una protección natural contra los rayos UV del sol. Sin embargo, esto también les hace más susceptibles a los trastornos de la pigmentación, como la hiperpigmentación postinflamatoria.

Textura y poros: Las diferencias en la textura y el tamaño de los poros pueden influir en la prevalencia de ciertas afecciones cutáneas. Por ejemplo, a menudo se considera que la piel asiática tiene poros más finos, lo que puede influir en la forma en que reacciona a determinados tratamientos de belleza.

Sensibilidad: Ciertos grupos étnicos pueden ser más sensibles a determinadas afecciones cutáneas o reaccionar de forma diferente a los tratamientos.

Afecciones cutáneas y tratamientos por grupo étnico

Trastornos de la pigmentación: Los tratamientos para aclarar zonas hiperpigmentadas deben utilizarse con precaución para evitar causar despigmentación o pigmentación desigual.

Cicatrices: Las personas con piel más oscura son a veces más propensas a sufrir cicatrices queloides o hipertróficas. Los tratamientos deben adaptarse para minimizar este riesgo.

Envejecimiento: La forma en que envejece la piel puede variar según el grupo étnico, con diferencias en la aparición de arrugas, laxitud cutánea y manchas marrones.

Características específicas del cuidado de la piel

Protección solar: Aunque las pieles más oscuras tienen una protección natural contra los rayos UV, el uso de un protector solar sigue siendo esencial para prevenir el cáncer de piel y los trastornos de la pigmentación.

Productos aclarantes: Es fundamental elegir productos formulados para minimizar la irritación y prevenir los trastornos de la pigmentación.

Cuidado hidratante: La piel negra puede tener a menudo un aspecto "ceniciento" cuando está seca. El uso regular de cremas hidratantes adecuadas es beneficioso.

Para proporcionar una atención dermatológica adecuada es necesario conocer a fondo las diferencias étnicas y las especificidades del cuidado de la piel. Los profesionales sanitarios deben formarse continuamente y escuchar a sus pacientes para satisfacer sus necesidades únicas y garantizar los mejores resultados posibles.

Trastornos de la pigmentación y preocupaciones específicas

Los trastornos de la pigmentación engloban una amplia gama de afecciones cutáneas caracterizadas por una pigmentación anormal de la piel. Estos trastornos pueden ser el resultado de una producción aumentada, disminuida o mal distribuida de melanina, el pigmento responsable de la coloración de la piel, el cabello y los ojos. Estas afecciones pueden tener un impacto significativo en la autoestima y la calidad de vida de un individuo, debido a su visibilidad y a su naturaleza a veces permanente.

Los principales trastornos de la pigmentación

Melasma: También conocida como "máscara del embarazo", es una hiperpigmentación marrón o grisácea que aparece generalmente en la cara. Es frecuente en las mujeres embarazadas, las usuarias de anticonceptivos orales y las que toman terapia hormonal sustitutiva.

Hiperpigmentación postinflamatoria (HIP): Se trata de una reacción de la piel a una inflamación o lesión, que puede seguir a afecciones como el acné, las erupciones o las heridas. Puede aparecer como manchas oscuras en la piel.

Vitíligo: Se trata de un trastorno en el que partes de la piel pierden su pigmentación, formando zonas descoloridas. Las causas exactas siguen siendo objeto de investigación, pero parecen estar implicadas una predisposición genética y una reacción autoinmune.

Pecas y lentigos: Estas pequeñas manchas marrones suelen estar causadas por la exposición al sol y son más comunes en individuos de piel clara.

Albinismo: Se trata de una afección genética que provoca una ausencia total o parcial de melanina en la piel, el cabello y los ojos.

Preocupaciones específicas relacionadas con los trastornos de la pigmentación

Impacto psicológico: Las personas pueden experimentar sentimientos de vergüenza, pudor o falta de confianza en sí mismas debido a la visibilidad de los trastornos de la pigmentación.

Sensibilidad al sol: Las zonas afectadas por afecciones como el vitíligo son más sensibles al sol, lo que aumenta el riesgo de quemaduras solares y cáncer de piel.

Elección del tratamiento: La elección del tratamiento para los trastornos de la pigmentación debe individualizarse y realizarse con precaución, ya que ciertos tratamientos, si no se manejan adecuadamente, pueden agravar la hiperpigmentación o provocar otros efectos adversos.

Prevención: En algunos casos, la prevención activa es posible. Por ejemplo, evitar la exposición excesiva al sol puede impedir que el melasma empeore.

Los trastornos de la pigmentación, aunque a menudo no ponen en peligro la vida, pueden tener un profundo impacto en el bienestar de una persona. La atención holística, que incluye una evaluación clínica, tratamientos adaptados, apoyo psicológico y consejos sobre prevención y cuidados diarios, es esencial para ayudar a los pacientes a controlar estas afecciones y recuperar la confianza en sí mismos.

Abordar la diversidad con sensibilidad y habilidad

Abrazar la diversidad con sensibilidad y habilidad no sólo es una necesidad en nuestro mundo moderno interconectado, sino también una virtud. En una sociedad en la que nuestros vecinos, colegas y amigos proceden de entornos diversos, comprender y respetar las diferencias es fundamental para construir una comunidad armoniosa. Cada individuo trae consigo un mosaico de experiencias, tradiciones y perspectivas que enriquecen el tapiz colectivo de nuestra humanidad.

La esencia de la sensibilidad ante la diversidad reside en el reconocimiento de que cada persona es única y tiene su propia historia que contar. No se trata sólo del color de la piel, el origen étnico o las creencias religiosas. También tiene que ver con el género, la orientación sexual, la edad, las capacidades físicas y mentales, la educación y tantas otras facetas que conforman nuestra identidad. Adoptando un enfoque abierto, haciendo preguntas con curiosidad y escuchando con atención, empezamos a comprender las experiencias de los demás, desmontamos los estereotipos y eliminamos los prejuicios.

La competencia, por su parte, requiere una formación continua. En un mundo en constante cambio, es esencial ser proactivo a la hora de buscar información, asistir a cursos de formación y participar en diálogos sobre la diversidad. Esto nos permite no sólo familiarizarnos con las diferentes culturas y tradiciones, sino también comprender los retos a los que se enfrentan determinadas comunidades. Esta habilidad nos ayuda a interactuar de forma más respetuosa y eficaz con personas de distintos orígenes.

Pero tratar la diversidad con sensibilidad y competencia va más allá de la simple interacción personal. También se extiende a nuestros lugares de trabajo, nuestras escuelas y nuestras comunidades. Al crear entornos inclusivos, promover la diversidad y ofrecer igualdad de oportunidades a todos, estamos construyendo estructuras sólidas que reflejan la rica diversidad de nuestra sociedad. En última instancia, la sensibilidad ante la diversidad y la competencia no son sólo cualidades individuales, sino también los pilares sobre los que se construye una sociedad equilibrada, justa y próspera.

Capítulo 13

TECNOLOGÍA EN DERMATOLOGÍA

Las últimas herramientas de diagnóstico

La dermatología, como muchas ramas de la medicina, ha experimentado una notable evolución en cuanto a herramientas de diagnóstico en las últimas décadas. Los avances tecnológicos han permitido mejorar la precisión diagnóstica, ofrecer soluciones no invasivas y optimizar el tratamiento de los pacientes. En un estilo fluido, exploremos algunas de las herramientas de diagnóstico más recientes en dermatología.

El **dermatoscopio** se ha convertido en un instrumento imprescindible para muchos dermatólogos. Se trata de un dispositivo óptico que permite examinar la piel a escala ampliada. Gracias a la dermatoscopia, los médicos pueden identificar estructuras cutáneas invisibles a simple vista, lo que mejora la detección precoz del melanoma y otros tumores cutáneos.

Otro salto tecnológico ha sido la implantación de la **tomografía de coherencia óptica (OCT)**. Esta técnica ofrece imágenes transversales de la piel, proporcionando detalles similares a los de una biopsia microscópica, pero sin necesidad de cirugía. La OCT es especialmente útil para controlar la progresión de la enfermedad y la eficacia de los tratamientos.

La imagen multiespectral es un método innovador que utiliza diferentes longitudes de onda de luz para examinar la piel. Es capaz de detectar cambios en el tejido mucho antes de que sean visibles a simple vista, ayudando así a la detección precoz de diversas afecciones cutáneas.

La espectroscopia Raman es una técnica emergente que analiza las vibraciones moleculares para obtener información sobre la composición bioquímica de los tejidos. Aunque aún está en fase de desarrollo, podría revolucionar el diagnóstico de enfermedades como el cáncer de piel.

Por último, la **inteligencia artificial (IA)** y el aprendizaje automático están empezando a desempeñar un papel en la dermatología. Al combinar vastas bases de datos de imágenes de la piel con potentes algoritmos, la IA puede ayudar a identificar enfermedades con una precisión a veces igual o superior a la de los expertos humanos. Aunque esta tecnología aún está en pañales en dermatología, su potencial es innegable.

Las herramientas de diagnóstico en dermatología han avanzado mucho, ofreciendo a los profesionales sanitarios formas más precisas, rápidas y no invasivas de examinar y tratar las afecciones cutáneas. A medida que la tecnología siga evolucionando, podemos esperar que estas herramientas sean aún más sofisticadas, transformando la forma en que abordamos la salud de la piel.

Telemedicina y consulta a distancia

La telemedicina, la fusión de tecnología y medicina, se ha convertido en un pilar esencial del panorama médico moderno. En particular, en el contexto de la dermatología, la consulta a distancia ha abierto nuevas vías para la prestación de cuidados. Hagamos un acercamiento fluido a este tema, destacando la creciente importancia de la telemedicina y la consulta a distancia en dermatología.

Imagine un mundo en el que, ante una preocupante erupción cutánea o un lunar cambiante, no tenga que esperar semanas para una cita en persona. Gracias a la telemedicina, ese mundo es hoy nuestra realidad. Con una simple foto o una breve videoconferencia, puede mantener un intercambio directo con su dermatólogo, beneficiándose de un diagnóstico rápido y a menudo preciso.

La telemedicina no sólo responde a la necesidad de comodidad, sino también de accesibilidad. Para quienes viven en zonas remotas o tienen dificultades para desplazarse, las consultas a distancia son un salvavidas. Este método de prestación de asistencia médica elimina las barreras geográficas, haciendo que la dermatología sea accesible a todo el mundo, independientemente de dónde viva.

La eficacia de la telemedicina en dermatología se ve reforzada por la naturaleza visual de la especialidad. Una imagen suele valer más que mil palabras, sobre todo cuando se trata de problemas cutáneos. Los dermatólogos pueden evaluar, diagnosticar e incluso prescribir tratamientos basándose en imágenes o vídeos de alta resolución en tiempo real, lo que reduce en muchos casos la necesidad de consultas presenciales.

Sin embargo, la telemedicina también tiene sus retos. La ausencia de un examen físico directo puede limitar a veces el diagnóstico. Además, las preocupaciones sobre la confidencialidad de los pacientes y la seguridad de los datos requieren una atención constante para garantizar que las plataformas de telemedicina sean seguras y cumplan la normativa.

A pesar de estos retos, el futuro de la telemedicina en dermatología parece prometedor. Con la continua evolución de la tecnología, una formación adecuada de los profesionales sanitarios y una normativa bien pensada, la telemedicina está llamada a revolucionar la forma en que se presta la atención dermatológica.

La telemedicina y la consulta a distancia han transformado la dermatología, haciéndola más accesible y cómoda para los pacientes de todo el mundo. A medida que esta modalidad de atención sigue floreciendo, está redefiniendo nuestra percepción de la atención médica, demostrando que a veces puede prestarse una atención óptima incluso a kilómetros de distancia.

Gestión electrónica de expedientes y coordinación de la atención

La llegada de la era digital ha supuesto una transformación radical en el ámbito médico, sobre todo con la implantación de la gestión electrónica de historiales médicos. En el centro de esta evolución se encuentra la ambición de ofrecer una atención mejor, más coherente y más eficaz a todos los pacientes. En dermatología, como en otras especialidades médicas, esta transición a la tecnología digital ha tenido un profundo impacto, facilitando no sólo la gestión de los historiales sino también la coordinación de la atención.

La gestión electrónica de historiales ha puesto fin a las pilas de expedientes en papel, las notas manuscritas a menudo ilegibles y los pesados archivadores que antes caracterizaban las consultas médicas. En su lugar, los médicos, enfermeras y otros profesionales sanitarios pueden acceder ahora a historiales completos, claramente organizados y actualizados periódicamente con sólo unos clics. Estos registros electrónicos, que contienen imágenes, informes de laboratorio e historiales médicos, se convierten en herramientas inestimables para el diagnóstico, el seguimiento y el tratamiento.

Pero más allá de la simple gestión de historiales, estos sistemas electrónicos desempeñan un papel crucial en la coordinación de la atención. Tomemos, por ejemplo, un paciente con psoriasis que requiere atención dermatológica y reumatológica. Gracias a un expediente médico compartido electrónicamente, los médicos de distintas especialidades pueden colaborar más estrechamente, garantizando que el paciente reciba una atención integral y coherente. Pueden discutir los tratamientos, intercambiar información relevante y asegurarse de que el paciente recibe una atención óptima en cada fase de su tratamiento.

Es más, estos sistemas fomentan la comunicación directa con los pacientes. Los portales de pacientes, por ejemplo, permiten a las personas acceder a sus propios historiales médicos, reservar citas en línea e incluso hacer preguntas a sus cuidadores. Este enfoque centrado en el paciente genera confianza, mejora la comprensión y fomenta una mayor adherencia al tratamiento.

Sin embargo, como cualquier innovación, la gestión de expedientes electrónicos también presenta retos. Las cuestiones de seguridad y confidencialidad están en primer plano, lo que exige protocolos rigurosos para proteger la información sensible. Además, la necesidad de formación continua del personal y la adaptación a los nuevos sistemas pueden representar obstáculos iniciales.

La gestión electrónica de casos y la coordinación de cuidados han redefinido la práctica moderna de la dermatología. Aunque todavía es un trabajo en curso, esta revolución digital promete mejoras continuas en la calidad de la atención, una mayor colaboración entre los profesionales sanitarios y una relación aún más sólida entre paciente y cuidador. En este panorama en constante cambio, el objetivo sigue siendo el mismo: ofrecer la mejor atención posible a cada paciente.

Capítulo 14

PREVENCIÓN
Y
EDUCACIÓN

Sensibilización sobre los peligros del sol y protección solar

El sol, esa eterna bola de fuego que brilla en el cielo, siempre se ha asociado con la vida, el calor y la luz. Nos maravillamos ante él, nos regodeamos en él y, sin embargo, como todas las cosas buenas, tiene su lado negativo. En dermatología, la concienciación sobre los peligros del sol y la importancia de la protección solar son temas cruciales que merecen una atención constante.

El sol emite una gran variedad de rayos, entre ellos los ultravioleta (UV) que, aunque invisibles a simple vista, tienen un profundo efecto sobre nuestra piel. La exposición repetida y sin protección a los rayos UV puede dañar el ADN de la piel, acelerar su envejecimiento y, lo que es más importante, aumentar el riesgo de cánceres de piel como el melanoma. Cada año se diagnostican miles de nuevos casos de cáncer de piel, muchos de ellos directamente relacionados con la sobreexposición al sol sin la protección adecuada.

Pero, en una sociedad que pregona la tez bronceada como símbolo de salud y belleza, ¿cómo podemos concienciar eficazmente sobre estos peligros? Ante todo, es una cuestión de educación. Es esencial enseñar a la gente los posibles efectos nocivos del sol desde una edad temprana. Las escuelas, los medios de comunicación y las campañas de salud pública pueden desempeñar un papel decisivo en la concienciación.

Al mismo tiempo, la protección solar no debe considerarse una obligación, sino un ritual diario, del mismo modo que cepillarse los dientes o lavarse las manos. Es esencial el uso regular de cremas solares de amplio espectro con un factor de protección solar (FPS) adecuado a su tipo de piel y a las condiciones del sol. También es aconsejable llevar ropa protectora, sombreros de ala ancha y gafas de sol, y evitar la exposición directa durante las horas en que el sol es más fuerte.

También es importante disipar ciertos mitos. El bronceado no es un signo de piel sana; en realidad es la respuesta de la piel a la agresión de los rayos UV. Del mismo modo, la piel bronceada no ofrece una protección suficiente contra los peligros del sol. Cada quemadura solar, cada sesión intensiva de bronceado, se acumula y aumenta el riesgo de efectos nocivos a largo plazo.

El sol, aunque es fuente de vida, también conlleva peligros que no deben pasarse por alto. Una mayor concienciación sobre los riesgos asociados a la exposición sin protección, junto con unos hábitos rigurosos de protección solar, pueden salvar vidas. Al fin y al cabo, la mejor forma de disfrutar del sol es hacerlo de forma segura, con conciencia y respeto hacia esta poderosa fuerza de la naturaleza.

Autoexploración cutánea y detección precoz

La piel, esa vasta extensión que envuelve nuestro cuerpo, es mucho más que una barrera protectora. Cuenta nuestra historia, revela nuestras experiencias y, a veces, señala silenciosamente cambios que podrían tener graves implicaciones para nuestra salud. El autoexamen de la piel y la detección precoz de anomalías cutáneas están demostrando ser herramientas poderosas en la prevención y el tratamiento de enfermedades cutáneas, incluido el cáncer.

Cada día, nuestra piel está expuesta a multitud de factores ambientales, desde el sol y el viento hasta los contaminantes. Con el tiempo, estos factores pueden inducir cambios, a veces imperceptibles, a veces más marcados. Y aunque la mayoría de estos cambios son inofensivos, algunos pueden ser los primeros signos de afecciones más graves. El autoexamen regular de la piel permite detectar estos cambios a tiempo, lo que aumenta las posibilidades de éxito del tratamiento.

El autoexamen es un ritual sencillo, pero requiere rigor y atención. Consiste en ponerse delante de un espejo, preferiblemente con luz natural, e inspeccionar cada centímetro cuadrado de su piel, de la cabeza a los pies. Es esencial prestar atención a la aparición de nuevas manchas, cambios en el aspecto o el tamaño de los lunares existentes o cualquier lesión que no se cure. Cada detalle cuenta, porque el más mínimo cambio puede ser revelador.

También es crucial conocer su propio tipo de piel y su historial. La piel clara, por ejemplo, suele ser más susceptible al daño solar y, por tanto, al cáncer de piel. Del mismo modo, los antecedentes familiares de cáncer de piel pueden aumentar el riesgo de una persona. Esta información puede ayudar a centrar la atención durante los autoexámenes.

Pero, ¿por qué es tan importante detectar estos cambios a tiempo? Porque en el mundo de la dermatología, el tiempo es esencial. Cuanto antes se detecte una anomalía, mayores serán las posibilidades de tratamiento y curación. Tomemos como ejemplo el melanoma, uno de los cánceres de piel más agresivos. Si se detecta en una fase temprana, la tasa de supervivencia a cinco años es superior al 90%. Sin embargo, si el diagnóstico se realiza tarde, esta tasa puede descender drásticamente.

El autoexamen de la piel es un acto de empoderamiento, una forma proactiva de tomar el control de nuestra propia salud. Es un recordatorio de que nuestra piel, con toda su complejidad y belleza, necesita nuestra atención y cuidado. Escuchando lo que nuestra piel tiene que decirnos, detectando incluso las señales más discretas, nos damos la mejor oportunidad de vivir una vida sana, bella y plena.

Educación del paciente
sobre el cuidado diario de la piel

La piel es el órgano más grande del cuerpo humano y, aunque a menudo pueda parecer resistente y autosuficiente, requiere cuidados y atención regulares para mantener su salud y vitalidad. Educar a los pacientes sobre el cuidado diario de la piel no es sólo una cuestión de estética; es ante todo un enfoque proactivo para mantener la salud de la piel, prevenir los trastornos cutáneos y optimizar su función protectora.

Cuando hablamos del cuidado de la piel, lo primero que suele venirnos a la mente es una rutina de belleza, con sus lociones y pociones. Pero el cuidado de la piel es mucho más que cremas y sueros. Es un enfoque holístico que abarca la protección, la nutrición y la renovación de la piel.

Proteger la piel es esencial, especialmente frente a las agresiones externas. Esto incluye la protección contra los rayos UV del sol, que pueden causar daños irreversibles en la piel, acelerar su envejecimiento y aumentar el riesgo de cánceres cutáneos. Educar a los pacientes sobre la importancia de aplicarse una crema solar de amplio espectro todos los días, incluso en días nublados, es crucial. Del mismo modo, es importante concienciar sobre los efectos nocivos de los contaminantes, el tabaco y otros factores medioambientales, al tiempo que se aconsejan métodos de protección adecuados.

La nutrición de la piel es igual de importante. Una piel bien hidratada es radiante, flexible y resistente. Informar a los pacientes sobre la importancia de la hidratación, tanto aplicando productos hidratantes adecuados como bebiendo suficiente agua, es un paso fundamental. Además, promover una dieta equilibrada rica en antioxidantes, vitaminas y minerales ayuda a nutrir la piel desde dentro, haciéndola más resistente frente a los retos cotidianos.

Por último, la piel, como cualquier órgano vivo, tiene un ciclo vital. Es esencial fomentar rutinas de exfoliación suaves para eliminar las células muertas y promover la renovación celular. Educar a la gente sobre la importancia de un cuidado de la piel adaptado a los diferentes tipos y condiciones de la piel, desde la piel grasa a la piel sensible, garantiza un cuidado personalizado.

Educar a los pacientes sobre el cuidado diario de la piel significa darles las herramientas necesarias para hacerse cargo de la salud de su piel, para protegerla, nutrirla y renovarla. Es un viaje hacia una mejor salud, una mayor confianza en uno mismo e, inevitablemente, una mejor calidad de vida.

Capítulo 15

ASPECTOS ADMINISTRATIVOS Y DE GESTIÓN

Coordinación de la atención
y gestión de citas

La coordinación asistencial y la gestión de citas son eslabones esenciales en la cadena de la atención médica, sobre todo en un campo tan amplio y dinámico como la dermatología. Ya se trate de una consulta inicial, de un seguimiento periódico o de un tratamiento especializado, la gestión eficaz de estos elementos garantiza no sólo que los procesos se desarrollen sin problemas, sino también que los pacientes reciban una mejor atención.

En el corazón del sistema sanitario, las citas son como el latido de un pulso, marcan el ritmo de la vida clínica. Sin embargo, gestionar estas citas no es tan sencillo como marcar una casilla en un calendario. Implica hacer malabarismos con las urgencias, los seguimientos, los procedimientos invasivos, las simples consultas y mucho más, teniendo cuidado de respetar las limitaciones de tiempo tanto de los pacientes como de los profesionales sanitarios.

La coordinación de los cuidados, por su parte, es una danza compleja en la que intervienen múltiples partes interesadas. En dermatología, esto puede significar trabajar mano a mano con cirujanos plásticos, oncólogos, alergólogos, enfermeras especializadas y muchos otros especialistas. Esta coordinación es esencial para garantizar que cada paciente reciba la atención adecuada, en el momento oportuno y por parte del especialista adecuado. Es un delicado acto de equilibrio, en el que la comunicación es clave.

La llegada de la tecnología moderna ha facilitado mucho la gestión de las citas y la coordinación de los cuidados. Los sistemas electrónicos de gestión de historias clínicas ofrecen una visión general del historial médico, las próximas citas y los tratamientos actuales. Es más, con la telemedicina en auge, las consultas a distancia se han convertido en una realidad, ofreciendo una flexibilidad sin precedentes.

Sin embargo, las habilidades humanas son más importantes que la tecnología. La capacidad de escuchar, comprender y anticiparse a las necesidades de los pacientes tiene un valor incalculable. Cada paciente es único, con sus propias preocupaciones, necesidades e historial médico. Garantizar una coordinación fluida de la atención y una gestión eficaz de las citas significa reconocer y respetar esta singularidad.

La coordinación de los cuidados y la gestión de las citas no son simples tareas administrativas. Están en el corazón de la experiencia del paciente, influyendo directamente en la calidad de la atención, la satisfacción del paciente y, en última instancia, en los resultados sanitarios. En el complejo y siempre cambiante mundo de la dermatología, estos elementos desempeñan un papel fundamental para garantizar que cada paciente reciba una atención oportuna, adecuada y bien coordinada.

Aspectos financieros y seguros

Navegar por las tumultuosas aguas de las finanzas y los seguros en el sector médico, y en particular en la dermatología, es un reto al que se enfrentan muchos pacientes y profesionales sanitarios. La dermatología, con su amplia gama de procedimientos, desde los tratamientos médicamente necesarios hasta los procedimientos cosméticos electivos, presenta un mosaico de consideraciones financieras que requieren una comprensión profunda y una gestión cuidadosa.

La realidad es que la atención médica es cara. Ya se trate de consultas rutinarias, cirugía o tratamiento especializado, siempre hay un coste asociado. Para muchos, el seguro alivia esta carga, pero conlleva su propio conjunto de complicaciones y detalles a tener en cuenta.

El primer paso para los pacientes suele ser comprender exactamente qué cubre su seguro. No todas las pólizas de seguro son iguales. Algunas pueden cubrir las consultas dermatológicas rutinarias, mientras que otras pueden excluir procedimientos específicos o cubrirlos sólo parcialmente. Además, la distinción entre tratamientos "médicamente necesarios" y procedimientos "cosméticos" o "estéticos" puede ser a menudo borrosa, lo que da lugar a sorpresas inesperadas a la hora de facturar.

Desde el punto de vista del profesional sanitario, el dominio de los aspectos financieros es igual de crucial. Esto implica no sólo una comprensión de los costes operativos, sino también un conocimiento profundo de los diferentes regímenes de seguros, códigos de facturación y procedimientos de reembolso. Una mala gestión o el desconocimiento de estos elementos pueden provocar retrasos en los pagos, la denegación de la cobertura o incluso litigios.

En este complejo contexto, la transparencia es clave. Los pacientes tienen derecho a conocer de antemano los costes asociados a su asistencia. Una comunicación abierta entre el paciente y el profesional sanitario, en la que se discutan claramente los costes, las opciones de tratamiento y los detalles del seguro, puede ayudar a evitar futuras confusiones o frustraciones.

Además, con la rápida evolución del panorama sanitario y de los seguros, es esencial mantenerse al día de las últimas tendencias, normativas y opciones disponibles. Los profesionales sanitarios pueden plantearse una formación específica o talleres para mantenerse al día, mientras que los pacientes pueden beneficiarse de recursos educativos o consultas con especialistas financieros o asesores de seguros.

Aunque los aspectos financieros y de seguros de la dermatología pueden parecer desalentadores, con una comprensión profunda, una comunicación transparente y una gestión proactiva, se pueden sortear con éxito. Al fin y al cabo, el objetivo final es garantizar que los pacientes reciban la mejor atención posible, independientemente de los retos financieros.

Gestión de suministros, equipos y medicamentos

La gestión de suministros, equipos y medicamentos es una parte crucial del funcionamiento diario de cualquier unidad de dermatología. Ya se trate de una gran clínica hospitalaria, una pequeña consulta privada o un centro de investigación, la eficacia con la que se gestionen estos elementos puede influir enormemente en la calidad de la atención, la productividad e incluso la seguridad del paciente.

En el campo de la dermatología, la diversidad de procedimientos y tratamientos requiere una amplia gama de suministros, equipos especializados y medicamentos. Esta diversidad, si bien permite una atención médica personalizada y eficaz, también requiere una gestión meticulosa para garantizar la continuidad de los cuidados.

Los suministros incluyen desde guantes y vendas hasta instrumental quirúrgico específico. Su gestión requiere un inventario regular para garantizar que no se agotan las existencias, especialmente en el caso de los artículos de uso frecuente. Los controles de calidad regulares también son esenciales para garantizar que los suministros permanezcan estériles y en buen estado.

El equipo dermatológico puede ser tan básico como una lámpara de aumento o tan avanzado como un aparato de fototerapia o un láser dermatológico. El mantenimiento preventivo es crucial en este caso. Un equipo defectuoso o mal calibrado no sólo puede comprometer la atención, sino también suponer un riesgo para el paciente. Es más, a medida que avanza la tecnología, es importante mantenerse al día de las últimas innovaciones y, cuando sea necesario, plantearse actualizaciones o sustituciones.

Los medicamentos utilizados en dermatología van desde cremas tópicas hasta agentes biológicos avanzados. La gestión de los medicamentos implica asegurarse de que se almacenan correctamente, no superan su fecha de caducidad y se dispensan con precisión. Con la constante aparición de nuevos fármacos y terapias, a menudo es necesaria la formación continua del personal para garantizar un uso seguro y eficaz.

Más allá de la simple gestión de existencias, está la cuestión de la coordinación con proveedores y fabricantes. Establecer relaciones sólidas con estas partes interesadas puede facilitar los pedidos, las entregas e incluso la negociación de precios.

Otro aspecto crucial es la formación y la concienciación del personal. Cada miembro del equipo debe ser consciente de la importancia de una gestión adecuada de los recursos y saber cómo utilizar y mantener correctamente los suministros y el equipo.

La gestión eficaz de suministros, equipos y medicamentos en dermatología no es sólo una cuestión de eficacia operativa. Es un elemento esencial para garantizar la calidad de la atención, la seguridad del paciente y la satisfacción del personal. En el vertiginoso ritmo de la medicina moderna, estos detalles pueden parecer menores, pero su impacto en el paciente y en el sistema sanitario en su conjunto es cualquier cosa menos insignificante.

Capítulo 16

DERMATOLOGÍA Y PATOLOGÍAS SISTÉMICAS

Manifestaciones cutáneas enfermedades internas

Las manifestaciones cutáneas de las enfermedades internas ilustran la complejidad del cuerpo humano y la forma en que sus diferentes sistemas están inextricablemente unidos. La piel, descrita a menudo como un espejo del estado general del organismo, puede reflejar desequilibrios o problemas que se producen en partes distantes del cuerpo. Estas manifestaciones dermatológicas pueden ser el primer indicio de una enfermedad interna, a veces grave, que requiere intervención médica.

Las enfermedades autoinmunes como el lupus eritematoso sistémico pueden causar erupciones malares o discoides. La dermatomiositis, por su parte, suele manifestarse como erupciones cutáneas violáceas en los párpados y manchas ásperas en las articulaciones.

Las enfermedades hepáticas pueden provocar diversas manifestaciones cutáneas. La cirrosis, por ejemplo, puede provocar "arañas vasculares" (telangiectasias), ictericia o prurito. Del mismo modo, la hemocromatosis, una sobrecarga de hierro, puede dar a la piel un tinte bronceado.

Las enfermedades renales, en particular la insuficiencia renal, pueden provocar palidez debida a la anemia, decoloración amarillo pálido o xerosis (piel seca).

Los desequilibrios endocrinos también desempeñan un papel en las manifestaciones cutáneas. El mixedema, debido al hipotiroidismo, da lugar a una piel seca, fría y edematosa. El hipertiroidismo, por el contrario, puede dar lugar a una piel cálida y húmeda. La diabetes mellitus puede causar infecciones cutáneas, úlceras diabéticas o xantomas eruptivos.

Las afecciones pulmonares como la cianosis, debida a una insuficiencia cardiaca o pulmonar, se manifiestan como una decoloración azulada de la piel, sobre todo alrededor de los labios y las uñas.

Las enfermedades gastrointestinales, como la celiaquía, pueden provocar síntomas como la dermatitis herpetiforme, caracterizada por ampollas intensas que pican, normalmente en codos, rodillas y nalgas.

Infecciones como la sífilis secundaria pueden provocar erupciones en las palmas de las manos y las plantas de los pies, mientras que la endocarditis infecciosa puede causar nódulos de Osler o manchas de Janeway.

La detección precoz de estas manifestaciones cutáneas puede ser un elemento clave en el diagnóstico de la enfermedad interna subyacente. Esto requiere un enfoque interdisciplinar de la medicina, en el que los dermatólogos colaboren estrechamente con otros especialistas para garantizar una atención integral al paciente. Comprender las interconexiones entre la piel y los órganos internos es esencial para una práctica médica eficaz, ya que nos permite mirar más allá de los síntomas aislados y entender al paciente como un todo.

La enfermera y la enfermedad autoinmune con síntomas dermatológicos

La enfermera que trata enfermedades autoinmunes con manifestaciones dermatológicas suele ser la primera profesional sanitaria que interactúa estrechamente con el paciente en las distintas fases de la enfermedad. Estas enfermedades, en las que el sistema inmunitario del organismo ataca sus propios tejidos, pueden causar diversos síntomas dermatológicos, que van desde erupciones leves a lesiones graves y debilitantes.

Primeros signos y diagnóstico

Durante las consultas iniciales, las enfermeras deben escuchar las preocupaciones de los pacientes y ser capaces de identificar las manifestaciones cutáneas típicas de las enfermedades autoinmunes. Los síntomas varían pero pueden incluir erupciones, manchas rojas o violáceas, úlceras o ampollas. La observación cuidadosa y la documentación de estos signos ayudan a orientar al dermatólogo o al reumatólogo hacia un diagnóstico preciso.

Educación del paciente

Una vez realizado el diagnóstico, la enfermera desempeña un papel esencial en la educación del paciente. Esto incluye explicar las causas y la naturaleza de la enfermedad, los tratamientos disponibles y cómo manejar los síntomas en el día a día. La enfermera también enseña al paciente cómo cuidar su piel en casa, incluida la aplicación de medicación tópica y el cuidado de las heridas abiertas.

Gestión del tratamiento

El tratamiento de las enfermedades autoinmunes con manifestaciones dermatológicas puede requerir una combinación de medicamentos orales, tópicos y a veces inyectables. Las enfermeras suelen encargarse de gestionar estos tratamientos, ya sea administrando las inyecciones, controlando los efectos secundarios o realizando el seguimiento con otros especialistas.

Apoyo psicológico

Las manifestaciones cutáneas de las enfermedades autoinmunes pueden tener un impacto significativo en la autoestima y la calidad de vida de los pacientes. Por ello, las enfermeras deben ser sensibles a las necesidades emocionales de los pacientes, ofreciéndoles un oído atento, consejos prácticos y, si es necesario, derivándoles a recursos de apoyo psicológico o a grupos de apoyo.

Coordinación con otros profesionales sanitarios

Las enfermeras suelen trabajar en estrecha colaboración con un equipo multidisciplinar. Éste puede incluir dermatólogos, reumatólogos, psicólogos, nutricionistas y otros especialistas. La coordinación de los cuidados entre estos distintos profesionales es esencial para garantizar una atención completa y eficaz al paciente.

Cuando se trata de enfermedades autoinmunes con manifestaciones dermatológicas, la enfermera ocupa una posición central, actuando como puente entre el paciente y el resto del equipo médico. La capacidad de la enfermera para ofrecer una atención atenta, educativa y holística es crucial para el bienestar general del paciente.

Colaboración con otras especialidades para un seguimiento integrado

La colaboración entre las enfermeras de dermatología y otras especialidades médicas es esencial para proporcionar una atención integrada y holística a los pacientes. Este enfoque multidisciplinar proporciona una atención integral, garantizando que todos los aspectos de la salud del paciente se tengan en cuenta y se traten adecuadamente.

Intercambio de información

La comunicación fluida entre la enfermera de dermatología y otros profesionales sanitarios es la clave para comprender toda la gama de problemas del paciente. El intercambio periódico de informes médicos, observaciones y recomendaciones entre especialistas garantiza que todos dispongan de la información más actualizada.

Reuniones multidisciplinares

La organización de reuniones periódicas entre las distintas especialidades médicas implicadas en el cuidado de un paciente concreto permite elaborar un plan de cuidados coherente. Estas reuniones brindan la oportunidad de discutir la evolución del paciente y los ajustes del tratamiento, y de garantizar que se tienen en cuenta todos los aspectos de su salud.

Orientación hacia otras especialidades

La enfermera de dermatología debe estar bien informada sobre las habilidades y conocimientos de otros especialistas. De este modo, cuando se identifiquen problemas de salud subyacentes o concomitantes, se podrá realizar una derivación rápida al especialista adecuado.

Educación del paciente

Las enfermeras también desempeñan un papel esencial a la hora de educar a los pacientes sobre cómo interactúan las distintas especialidades médicas para su bienestar. Al comprender el papel de cada especialista y cómo trabajan juntos, los pacientes pueden implicarse mejor en su propio proceso asistencial.

Formación continua

Para garantizar una colaboración eficaz, es importante que las enfermeras dermatológicas participen en la formación continua, no sólo en su campo específico sino también en áreas relacionadas. Esto les permite mantenerse al día de los últimos avances en otras especialidades y mejorar la coordinación de los cuidados.

Casos especiales: enfermedades sistémicas

En el caso de enfermedades con manifestaciones cutáneas pero también otros síntomas sistémicos, la colaboración es aún más crucial. Por ejemplo, el lupus puede afectar no sólo a la piel, sino también a los riñones, el corazón y los pulmones. En tales casos, la enfermera dermatóloga debe colaborar estrechamente con nefrólogos, cardiólogos, neumólogos y otros especialistas para garantizar una atención integral.

La colaboración entre la enfermera dermatóloga y otras especialidades es esencial para proporcionar una atención integrada y completa a los pacientes. Requiere una comunicación abierta, formación continua y un compromiso con el bienestar general del paciente.

Capítulo 17

INFECCIONES CUTÁNEAS Y ENFERMEDADES TROPICALES

Reconocimiento
infecciones comunes y raras

Reconocer y tratar eficazmente las infecciones cutáneas, ya sean comunes o raras, es esencial para el papel de una enfermera dermatológica. Las infecciones cutáneas pueden ser de origen bacteriano, vírico, fúngico o parasitario, y su tratamiento varía en función de su naturaleza y gravedad.

Infecciones comunes

Impétigo: Infección bacteriana superficial causada a menudo por estafilococos o estreptococos, en forma de manchas rojas supurantes que se convierten en costras doradas.

Forúnculos y carbuncos: Estas infecciones purulentas profundas están causadas principalmente por el estafilococo dorado. Adoptan la forma de abscesos dolorosos.

Micosis cutáneas: Están causadas por hongos. Las zonas más comúnmente afectadas son los pies (pie de atleta), la ingle (eccema marginal de Hebra) y el cuero cabelludo.

Verrugas: Causadas por el virus del papiloma humano (VPH), son contagiosas y pueden aparecer en cualquier parte del cuerpo.

Herpes: Esta infección vírica se caracteriza por la aparición de ampollas dolorosas, principalmente en los labios (herpes labial) o en los genitales.

Infecciones raras

Sífilis: Esta enfermedad de transmisión sexual causada por la bacteria *Treponema pallidum* puede provocar lesiones cutáneas específicas en sus distintas fases.

Leishmaniasis cutánea: causada por un parásito transmitido por la picadura de un flebótomo, provoca úlceras cutáneas que cicatrizan lentamente.

Esporotricosis: Infección fúngica profunda que puede causar nódulos y ulceraciones a lo largo del tracto linfático.

Pian: Enfermedad tropical causada por la bacteria *Treponema pertenue*, se manifiesta en forma de nódulos y úlceras.

Para cada infección, la enfermera dermatóloga debe conocer los signos y síntomas específicos, los métodos de diagnóstico adecuados y los tratamientos recomendados. Además, es crucial educar a los pacientes en materia de prevención, sobre todo en el caso de las infecciones contagiosas.

Las enfermeras también deben mantenerse al día de las nuevas investigaciones y avances terapéuticos en el campo de las infecciones cutáneas, ya que los patógenos evolucionan y pueden surgir nuevas cepas que requieran enfoques terapéuticos adecuados.

Abordaje de las enfermedades cutáneas vinculado a los viajes y la geografía

La influencia de los viajes y la geografía en la salud de la piel es un tema fascinante y esencial para la práctica de la enfermería dermatológica. Con la globalización y el creciente número de personas que viajan de un continente a otro, las enfermedades cutáneas que antes estaban confinadas a regiones específicas se encuentran ahora en zonas donde antes eran desconocidas.

La influencia del clima

Climas secos y desérticos: Estas zonas pueden provocar deshidratación de la piel, quemaduras solares, grietas e incluso lesiones causadas por el viento y la arena.

Climas húmedos y tropicales: Estas regiones son propensas a infecciones fúngicas como la tiña o el pie de atleta, y a infecciones parasitarias como la leishmaniosis o la sarna.

Enfermedades endémicas por regiones

África: Enfermedades como el pian, la tripanosomiasis (enfermedad del sueño) y diversas formas de leishmaniasis.

Asia: Además de ciertas infecciones fúngicas y bacterianas específicas, la lepra, aunque cada vez menos frecuente, sigue estando presente en algunas regiones.

Sudamérica y Centroamérica: Algunas regiones albergan enfermedades como la leishmaniasis, la enfermedad de Chagas y otras infecciones parasitarias.

Oceanía: En ciertas regiones del Pacífico, enfermedades como la filariasis linfática pueden provocar trastornos cutáneos.

Precauciones para los viajeros

Vacunas : Antes de viajar, es esencial informarse sobre las vacunas necesarias para prevenir ciertas enfermedades cutáneas o sistémicas con manifestaciones cutáneas.

Protección contra los insectos: En muchas regiones, los mosquitos, las garrapatas y otros insectos pueden transmitir enfermedades cutáneas. Se recomienda el uso de repelentes y mosquiteras.

Consejos de higiene: Se debe informar a los viajeros de la importancia de mantener una buena higiene, lavar la ropa con regularidad y protegerse de la exposición directa al agua dulce en ciertas regiones con riesgo de esquistosomiasis, por ejemplo.

La formación continua y el conocimiento actualizado de las enfermedades cutáneas relacionadas con los viajes son esenciales para las enfermeras dermatológicas. Esto no sólo les permite realizar un diagnóstico correcto, sino que también les ayuda a asesorar eficazmente a los pacientes antes y después de sus viajes, garantizando así una mejor salud de la piel y la prevención de enfermedades.

Prevención y consejos para los viajeros

Viajar es una experiencia enriquecedora que abre horizontes y favorece el descubrimiento de nuevas culturas. Sin embargo, es esencial tomar ciertas precauciones para proteger su salud, en particular la de su piel. Las enfermeras dermatológicas, armadas con su experiencia, desempeñan un papel crucial en la concienciación y preparación de los viajeros.

1. Preparación previa a la salida

   Consulta médica: Es aconsejable consultar al médico o al centro de vacunación varias semanas antes de la salida. Algunas vacunas requieren varias dosis espaciadas o un cierto periodo de tiempo para ser efectivas.

   Botiquín de primeros auxilios: Es esencial contar con un botiquín adaptado al destino que incluya antisépticos, apósitos, cremas solares, repelentes de mosquitos y, posiblemente, antifúngicos o antiparasitarios.

2. Protección contra el sol

   Crema solar: Elija una crema solar de amplio espectro con un factor de protección elevado que sea resistente al agua, y vuelva a aplicársela cada dos horas y después de cada baño.

   Ropa adecuada: La ropa ligera, larga y de fibras naturales puede protegerle de los rayos UV. También son esenciales los sombreros de ala ancha y las gafas de sol.

   Evite las horas punta: El sol es más fuerte entre las 10 de la mañana y las 4 de la tarde. Si es posible, permanezca a la sombra durante estas horas.

3. Protección contra los insectos

Repelentes: Utilice repelentes sobre la piel expuesta y la ropa. Algunos repelentes pueden aplicarse directamente sobre la ropa para una mayor protección.

Mosquiteras: Si duerme en una zona en la que los mosquitos están activos, es esencial que disponga de una mosquitera tratada con insecticida.

4. Precauciones alimentarias e higiénicas

Agua potable: Beba agua embotellada sellada. Evite los cubitos de hielo en las bebidas.

Alimentación: Asegúrese de que los alimentos estén bien cocinados y de que se consuman calientes. Evite las frutas y verduras sin pelar.

Higiene de las manos: Lávese las manos con regularidad, especialmente antes de comer. Utilice un desinfectante de manos a base de alcohol si no dispone de agua y jabón.

5. Reconocimiento de los riesgos específicos de la región

Conozca los hechos: Cada destino tiene sus propios riesgos. Ya se trate de enfermedades endémicas, parásitos locales o problemas medioambientales, es esencial conocer bien los riesgos locales.

Manténgase informado: Compruebe regularmente las actualizaciones sobre los riesgos sanitarios asociados a su destino.

Con estas medidas preventivas, los viajeros pueden aprovechar al máximo su viaje al tiempo que protegen su salud y la de su piel. Los consejos expertos de la enfermera dermatóloga contribuyen a que cada viaje sea más seguro y agradable.

Capítulo 18

DERMATOLOGÍA EN CONTEXTOS ESPECÍFICOS

Dermatología en los hospitales frente a la práctica privada

La dermatología, como muchas otras especialidades médicas, puede ejercerse en diversos entornos. Mientras que algunos dermatólogos eligen trabajar en hospitales o centros médicos, otros prefieren la naturaleza independiente de una consulta privada. Cada uno de estos entornos ofrece ventajas y desventajas únicas que pueden influir en la forma en que un dermatólogo ejerce y atiende a sus pacientes.

1. Entorno de trabajo

Hospital: En el ámbito hospitalario, el dermatólogo suele trabajar en estrecha colaboración con otros especialistas. El acceso a los equipos más avanzados suele ser más fácil y los casos que se encuentran pueden ser más variados, sobre todo debido a las urgencias o a los pacientes ingresados en el hospital con comorbilidades.

Consulta privada: En una consulta privada, el dermatólogo suele ser el principal responsable de la toma de decisiones. Puede configurar su entorno de trabajo según sus preferencias, elegir a su personal y decidir qué equipos adquirir. La relación médico-paciente también puede ser más personal.

2. Tipos de casos tratados

Hospital: Los casos suelen ser más complejos, y el dermatólogo puede ser llamado para consultas de urgencia, patologías asociadas a otras condiciones médicas o procedimientos quirúrgicos que requieran hospitalización.

Consulta privada: Aunque los dermatólogos privados también pueden tratar casos complejos, es probable que atiendan a más pacientes para revisiones periódicas, consultas estéticas o afecciones cutáneas comunes.

3. Autonomía profesional

Hospital: Aunque los dermatólogos toman decisiones médicas independientes, a menudo tienen que cumplir los procedimientos y protocolos del hospital, colaborar con otros departamentos y adaptarse a la infraestructura hospitalaria.

Práctica privada: Los dermatólogos de la práctica privada disfrutan de una autonomía considerable a la hora de gestionar su consulta, seleccionar a su personal y establecer sus propios protocolos.

4. Aspectos financieros

Hospital: En un entorno hospitalario, el salario suele ser fijo o estar basado en un contrato, lo que ofrece cierta seguridad financiera.

Práctica privada: Aunque el potencial de ingresos puede ser mayor en la práctica privada, también se asocia a mayores responsabilidades, sobre todo en términos de gestión, alquileres, compra de equipos y seguros.

5. Formación continua e investigación

Hospital: Los hospitales, especialmente los afiliados a instituciones universitarias, suelen ofrecer más oportunidades para la investigación, la enseñanza y la formación continua.

Práctica privada: Aunque la formación continua es siempre una prioridad, los dermatólogos de la práctica privada a menudo tienen que tomar la iniciativa de continuar su formación y participar activamente en ella.

La elección entre un entorno hospitalario y una consulta privada depende de las aspiraciones profesionales, las preferencias personales y las circunstancias de cada dermatólogo. Cada entorno tiene sus propios retos y recompensas, pero ambos permiten al profesional prestar una atención esencial a quienes la necesitan.

Dermatología en zonas rurales frente a urbanas

La dermatología es una especialidad esencial para la salud de la piel, el cabello y las uñas. Pero dependiendo del entorno en el que se practique, ya sea rural o urbano, los retos y las oportunidades pueden variar considerablemente. Adentrémonos en estos dos mundos y exploremos los matices de cada entorno.

1. Acceso a la asistencia y densidad de servicios

Zonas rurales: En las zonas rurales, el acceso a los especialistas, incluidos los dermatólogos, puede ser limitado. Un solo dermatólogo puede atender una amplia zona geográfica, lo que puede hacer que las citas sean menos accesibles para los pacientes que viven más lejos. Esto podría conllevar tiempos de espera más largos o desplazamientos importantes para los pacientes.

Zonas urbanas: Las zonas urbanas, con una mayor densidad de población, suelen contar con varios dermatólogos, a veces incluso en el mismo barrio. Esto puede facilitar a los pacientes el acceso a la atención sanitaria.

2. Especialización y diversidad de casos

Entorno rural: Con el potencial de ser uno de los pocos dermatólogos de la región, el profesional puede ser llamado para tratar una amplia gama de casos, desde dolencias comunes a casos más raros.

Entorno urbano: Con una mayor concentración de especialistas, es posible que vea más subespecializaciones (como dermatología pediátrica o estética) y clínicas dedicadas a determinadas afecciones.

3. Colaboración y recursos

Entorno rural: La colaboración directa con otros especialistas puede verse limitada por la distancia, aunque la telemedicina puede facilitar estas interacciones. Los recursos y equipos más avanzados también pueden ser menos accesibles.

Entorno urbano: La proximidad de hospitales, centros de investigación y otros especialistas facilita la colaboración directa y el acceso rápido a nuevas tecnologías y tratamientos.

4. Conocimiento del paciente y enfoque comunitario

Entorno rural: Trabajar en una zona rural puede ofrecer un vínculo más estrecho con los pacientes. Los dermatólogos pueden llegar a conocer a sus pacientes y a sus familias a lo largo de varias generaciones, lo que ofrece un enfoque más holístico.

Entorno urbano: Si el volumen de pacientes es mayor, la relación puede volverse más clínica, aunque sigue siendo posible establecer vínculos sólidos.

5. Cuestiones financieras y profesionales

Zonas rurales: Aunque puede haber menos competencia, los ingresos pueden verse moderados por el volumen de pacientes. Sin embargo, algunas iniciativas gubernamentales animan a veces a los especialistas a ejercer en zonas rurales mediante incentivos económicos.

Entorno urbano: Aunque el potencial de ingresos puede ser alto debido al volumen de pacientes, la competencia también es más fuerte.

Ya sea en un entorno rural o urbano, el papel del dermatólogo es vital. Cada entorno presenta sus propios retos y oportunidades. La elección depende de las aspiraciones, los valores y las prioridades personales del profesional.

Atención dermatológica en situaciones de emergencia o catástrofe

En tiempos críticos, cuando reinan la urgencia y el desastre, puede que la dermatología no sea el primer campo médico que le venga a la mente. Sin embargo, la salud de la piel es un aspecto esencial del bienestar general, sobre todo en situaciones de crisis en las que las condiciones externas pueden tener un impacto directo y grave en la epidermis.

1. Reconocer las emergencias cutáneas:
En tiempos de catástrofe, los profesionales deben ser capaces de distinguir rápidamente entre las afecciones cutáneas benignas y las emergencias dermatológicas que requieren una intervención inmediata. Afecciones como la fascitis necrotizante, una infección rápida y mortal, deben tratarse sin demora.

2. Quemaduras y traumatismos:
Las catástrofes, ya sean incendios, explosiones o conflictos armados, pueden provocar quemaduras graves. La atención inicial, la evaluación de la gravedad, la descontaminación y el tratamiento de las quemaduras son cruciales para prevenir complicaciones.

3. Enfermedades relacionadas con la exposición:
En el contexto de catástrofes naturales como inundaciones, huracanes o terremotos, las personas pueden verse expuestas a aguas estancadas, escombros u otras condiciones propicias para las infecciones cutáneas. Pueden producirse infecciones bacterianas, fúngicas o parasitarias.

4. Erupciones relacionadas con el estrés y traumas psicológicos:
Los acontecimientos traumáticos pueden desencadenar o agravar ciertas afecciones cutáneas, como la psoriasis o el eczema. Tener en cuenta el aspecto psicológico es esencial para un tratamiento completo.

5. Condiciones higiénicas y propagación:

En situaciones de emergencia, sobre todo en campos de refugiados o zonas catastróficas, la higiene puede verse comprometida, lo que facilita la propagación de enfermedades cutáneas contagiosas como la sarna o las infecciones fúngicas.

6. Exposición a agentes químicos o biológicos:

En caso de ataque químico o vertido accidental de sustancias peligrosas, la piel suele ser el primer órgano afectado. La descontaminación rápida y el tratamiento de las lesiones cutáneas son esenciales.

7. Abastecimiento y logística:

En zonas de crisis, el acceso a medicamentos y equipos esenciales puede ser limitado. Prepararse para estas situaciones requiere una logística sólida que garantice el suministro de los recursos necesarios, como cremas antibióticas, antisépticos y apósitos.

8. Formación y preparación:

La formación de los profesionales sanitarios en atención dermatológica de emergencia es esencial. Los simulacros y ejercicios periódicos pueden ayudar a preparar a los equipos para actuar con rapidez y eficacia en caso de catástrofe.

Aunque la dermatología no siempre está en primera línea en caso de emergencia o catástrofe, la salud de la piel sigue siendo esencial. La preparación, el reconocimiento precoz de las afecciones y la intervención adecuada pueden salvar vidas y evitar complicaciones a largo plazo. En esos momentos, el papel del dermatólogo, en colaboración con otros especialistas, es inestimable.

Capítulo 19

ASPECTOS LEGALES EN DERMATOLOGÍA

Consentimiento informado y procedimientos invasivos

El consentimiento informado es un pilar fundamental de la medicina moderna, basado en el respeto a la autonomía y la dignidad del paciente. Cuando se trata de procedimientos invasivos, sobre todo en dermatología, este consentimiento adquiere una importancia vital para garantizar que el paciente es plenamente consciente de los riesgos, los beneficios y las alternativas disponibles.

1. La filosofía del consentimiento informado :
El concepto se basa en la idea de que cada individuo tiene el derecho inalienable a decidir lo que se hace con su cuerpo. El papel del profesional sanitario es educar, informar y orientar, pero nunca coaccionar.

2. Los elementos esenciales del consentimiento :
Información: Antes de cualquier intervención, el paciente debe ser informado de los detalles pertinentes, incluida la naturaleza de la operación, los riesgos asociados, los beneficios esperados y las posibles alternativas.

Comprensión: Proporcionar información no es suficiente; el profesional debe asegurarse de que el paciente comprende plenamente las implicaciones.

Voluntad: El consentimiento debe darse libremente, sin presiones externas o internas.

3. Procedimientos invasivos habituales en dermatología :
Estos procedimientos pueden ir desde simples biopsias cutáneas hasta intervenciones quirúrgicas más complejas, como la escisión de un melanoma o la cirugía reconstructiva.

4. Riesgos específicos :
Cada procedimiento tiene sus propios riesgos. Por ejemplo, una biopsia puede provocar hemorragias,

infecciones o cicatrices, mientras que los procedimientos más extensos pueden tener complicaciones anestésicas o tiempos de recuperación prolongados.

5. Beneficios esperados :

Además de diagnosticar o tratar la enfermedad, puede haber beneficios psicológicos, como aliviar la ansiedad asociada a la sospecha de una lesión.

6. Alternativas :

Para algunas afecciones, puede haber otras opciones de tratamiento, como otros tipos de cirugía, terapias farmacológicas o monitorización.

7. Documentación :

El consentimiento informado obtenido correctamente debe documentarse, a menudo en forma de formulario firmado. Este documento protege tanto al paciente como al profesional sanitario.

8. Situaciones especiales :

Puede haber ocasiones en las que el paciente sea incapaz de dar su consentimiento, como en una emergencia médica, incapacidad mental o cuando el paciente es menor de edad. En estas situaciones, el profesional sanitario tendrá que actuar con delicadeza, buscando el consentimiento de los tutores legales o actuando en el mejor interés del paciente.

La relación entre el profesional sanitario y el paciente se basa en la confianza. El proceso de consentimiento informado refuerza esta confianza, garantizando que el paciente sea un socio activo e informado en las decisiones relativas a su salud. En dermatología, como en todas las ramas de la medicina, respetar la autonomía del paciente obteniendo su consentimiento informado es una obligación tanto ética como legal.

Gestión de las complicaciones y errores médicos

Las complicaciones y los errores médicos, aunque inevitables, son aspectos delicados y difíciles de la práctica médica. En dermatología, como en otras especialidades, es crucial gestionarlos con sensibilidad, honestidad y profesionalidad.

1. Reconocer las complicaciones y los errores :
El primer paso para gestionar adecuadamente los problemas es reconocerlos. Esto puede significar vigilar los síntomas postoperatorios, reevaluar los resultados de una biopsia o admitir un error en la prescripción de medicamentos.

2. Informe inmediatamente al paciente:
La honestidad es esencial. Si ha surgido una complicación o se ha cometido un error, el profesional sanitario tiene el deber de informar al paciente de forma transparente y comprensible.

3. Escucha y empatía :
Es esencial proporcionar un espacio en el que los pacientes puedan expresar sus preocupaciones, frustraciones o temores. La empatía, la escucha activa y el apoyo son cruciales para restablecer la confianza.

4. Encontrar una solución :
Cuando se produce un error, el profesional sanitario debe buscar inmediatamente la forma de corregirlo, ya sea mediante un tratamiento adicional, la derivación a un especialista u otra intervención.

5. Evite ponerse a la defensiva :
Es natural querer protegerse o racionalizar los errores. Sin embargo, es esencial mantenerse abierto y honesto, y anteponer el bienestar del paciente.

6. Análisis y prevención :
Tras la gestión inmediata de la complicación o el error, es crucial analizar lo sucedido. Esto puede incluir una revisión

del caso con los colegas, una actualización de los protocolos o una formación adicional. El objetivo es evitar que vuelvan a producirse incidentes de este tipo.

7. Aspectos jurídicos :

Los errores médicos pueden tener implicaciones legales. Es esencial estar bien informado sobre los derechos y responsabilidades, y consultar con asesores jurídicos si es necesario. Una documentación precisa y transparente es crucial.

8. Apoyo a los profesionales sanitarios :

Los errores médicos pueden tener un impacto emocional en los propios profesionales sanitarios. Buscar apoyo, ya sea a través de colegas, mentores o terapia profesional, puede ser esencial para gestionar el estrés y el sentimiento de culpa asociados.

Las complicaciones y los errores médicos, aunque lamentables, ofrecen oportunidades de aprendizaje y mejora. Al gestionar estos incidentes con honestidad, integridad y empatía, los profesionales sanitarios no sólo pueden mitigar las consecuencias para el paciente, sino también reforzar la confianza y el entendimiento entre paciente y cuidador. La clave está en anteponer siempre las necesidades y el bienestar del paciente.

Derechos de los pacientes
y responsabilidades profesionales

En el ámbito médico, los derechos del paciente y las responsabilidades profesionales son dos caras de la misma moneda, que se entrelazan estrechamente para garantizar una atención de alta calidad, ética y respetuosa. He aquí una exploración fluida de esta interacción esencial, especialmente en dermatología.

Derechos fundamentales de los pacientes :

Derecho a la información: Todo paciente tiene derecho a ser informado de forma clara y comprensible sobre su estado de salud, los tratamientos propuestos, sus beneficios y riesgos y las posibles alternativas.

Consentimiento informado: Antes de cualquier intervención o tratamiento, los pacientes deben dar su consentimiento tras haber sido debidamente informados.

Derecho a la confidencialidad: La información médica de un paciente es privada. Sólo debe compartirse con los profesionales sanitarios implicados en la atención del paciente, a menos que exista un consentimiento explícito o una obligación legal de hacerlo.

Derecho al respeto y la dignidad: Todo paciente debe ser tratado con respeto, sea cual sea su raza, religión, origen, situación socioeconómica o estado de salud.

Derecho de acceso a los historiales médicos: Los pacientes pueden solicitar consultar u obtener una copia de sus historiales médicos.

Derecho a rechazar el tratamiento: Incluso después de haber sido informado de las consecuencias, un paciente puede rechazar un tratamiento o una intervención.

Responsabilidades profesionales :

Deber de informar: El profesional sanitario tiene la responsabilidad de informar al paciente de forma completa, clara e imparcial.

Respetar el consentimiento informado: Los profesionales sanitarios deben asegurarse de que los pacientes han comprendido plenamente la información proporcionada y de que han dado su consentimiento informado.

Competencia y conocimientos actualizados: Los cuidadores deben garantizar una formación continua para ofrecer los mejores cuidados posibles basados en los últimos avances médicos.

Comunicación eficaz: Una comunicación clara con el paciente, pero también con otros miembros del equipo asistencial, es esencial para garantizar una atención coordinada y eficaz.

Confidencialidad: Los profesionales sanitarios deben tomar todas las precauciones necesarias para proteger la información médica de sus pacientes.

Ética e integridad: Las decisiones y acciones de los profesionales sanitarios deben guiarse siempre por la ética médica, anteponiendo siempre el bienestar del paciente.

El equilibrio entre los derechos de los pacientes y las responsabilidades de los profesionales es fundamental para garantizar una atención dermatológica de calidad. Al ser informados y respetados, los pacientes se convierten en protagonistas activos de su propia salud, mientras que los profesionales, al respetar sus responsabilidades, garantizan una atención basada en la confianza, el respeto y la excelencia.

Capítulo 20

DERMATOLOGÍA Y POBLACIONES VULNERABLES

Cuidados dermatológicos para las personas mayores

A medida que envejecemos, nuestra piel experimenta cambios que requieren atención y cuidados específicos. Los efectos del paso del tiempo, combinados con años de exposición a los elementos, pueden dar lugar a diversos problemas dermatológicos en las personas mayores. Esta sección analiza en profundidad los cuidados dermatológicos para este grupo de edad, destacando sus características específicas.

1. Cambios en la piel relacionados con la edad :
- **Reducción de la elasticidad: Con el** tiempo, la piel pierde su elasticidad, lo que provoca la formación de arrugas y flacidez.
- **Mayor sequedad**: La producción de sebo disminuye con la edad, lo que hace que la piel esté más seca y sea más propensa a la descamación y el picor.
- **Cambios en la pigmentación**: Años de exposición al sol pueden provocar la aparición de manchas marrones (lentigos solares) o zonas despigmentadas.
- **Mayor sensibilidad**: La piel fina y seca es más propensa a las lesiones y tarda más en curarse.

2. Afecciones cutáneas comunes en las personas mayores :
- **Queratosis seborreica y actínica**: Estas lesiones benignas pueden ser ásperas al tacto y variar de color entre el rosa y el marrón.
- **Carcinomas**: Los años de exposición al sol aumentan el riesgo de carcinomas de células basales y escamosas.
- **Varices**: Estas pequeñas venas dilatadas son frecuentes en las piernas.
- **Atrofia**: Adelgazamiento de la piel, que la hace translúcida y frágil.

3. Principios del cuidado de la piel madura :
  - **Hidratación**: El uso diario de cremas y lociones hidratantes ayuda a mantener la barrera cutánea.
  - **Protección solar**: Incluso a una edad avanzada, es esencial proteger la piel de los efectos nocivos de los rayos UV.
  - **Tratamientos tópicos**: Ciertos medicamentos pueden ayudar a tratar afecciones cutáneas específicas relacionadas con la edad.
  - **Revisiones regulares**: Las visitas regulares al dermatólogo son esenciales para controlar y tratar cualquier anomalía cutánea.

4. Cuestiones psicológicas :

Los cambios en la piel pueden repercutir en la autoestima y la imagen corporal. Por lo tanto, es crucial abordar estas preocupaciones y ofrecer el apoyo adecuado.

5. Colaboración interprofesional :

El tratamiento de los ancianos requiere a menudo la colaboración entre dermatólogos, médicos generalistas, geriatras y otros especialistas para garantizar un enfoque integral.

La dermatología geriátrica requiere un enfoque atento y personalizado, que tenga en cuenta los retos únicos a los que se enfrentan las personas mayores. Combinando la ciencia médica, la compasión y la escucha, es posible ofrecer a los ancianos el cuidado de la piel que necesitan respetando su dignidad y su bienestar general.

Dermatología y pacientes inmunocomprometidos

El tratamiento de los pacientes inmunodeprimidos en dermatología es complejo y requiere un conocimiento profundo de los retos específicos asociados a esta población. Debido a su sistema inmunitario debilitado, estos pacientes son más propensos a desarrollar afecciones cutáneas que pueden ser atípicas, graves o resistentes a los tratamientos estándar.

1. Antecedentes de la inmunodepresión :

Definición y tipos : La inmunosupresión es una reducción de la capacidad del sistema inmunitario para luchar contra las infecciones y otras enfermedades. Puede estar provocada por enfermedades (como el VIH), fármacos (inmunosupresores, quimioterapia) u otras causas (trasplantes de órganos, por ejemplo).

2. Afecciones cutáneas comunes en pacientes inmunodeprimidos :

Infecciones oportunistas: Debido al debilitamiento de su sistema inmunitario, estos pacientes son más propensos a contraer infecciones cutáneas causadas por bacterias, virus, hongos o parásitos.

Tumores cutáneos: Ciertos cánceres cutáneos son más frecuentes y pueden ser más agresivos en pacientes inmunodeprimidos.

Manifestaciones cutáneas de enfermedades sistémicas: Enfermedades como el VIH pueden presentar signos dermatológicos específicos.

3. Diagnóstico y seguimiento :

Examen clínico: Es esencial realizar exámenes cutáneos periódicos para identificar y tratar rápidamente cualquier anomalía.

Pruebas diagnósticas: puede ser necesario realizar biopsias, cultivos y otras pruebas para diagnosticar trastornos cutáneos en estos pacientes.

4. Manejo terapéutico :

Tratamientos tópicos: Los medicamentos aplicados directamente sobre la piel, como los antifúngicos o los antivirales, pueden ser eficaces.

Terapias sistémicas: En algunos casos, puede ser necesaria una intervención médica oral o inyectable.

Precauciones especiales: Debido a su estado inmunocomprometido, algunos medicamentos pueden tener mayores efectos secundarios en estos pacientes.

5. La importancia de la prevención :

Evitar los desencadenantes: Es crucial que los pacientes inmunodeprimidos eviten situaciones que puedan agravar su estado, como la exposición excesiva al sol o el contacto con personas enfermas.

Vacunas: Aunque algunas vacunas pueden estar contraindicadas para ciertos pacientes inmunodeprimidos, otras son esenciales para prevenir enfermedades graves.

6. Colaboración interprofesional :

El tratamiento de los pacientes inmunodeprimidos requiere a menudo una estrecha colaboración entre dermatólogos, infectólogos, oncólogos y otros especialistas para garantizar una atención integral.

Los pacientes inmunocomprometidos presentan retos únicos en dermatología, que requieren una vigilancia y unos conocimientos específicos. Un enfoque holístico y centrado en el paciente, combinado con la colaboración interdisciplinar, puede ayudar a mejorar la calidad de vida de estos pacientes al tiempo que se gestionan eficazmente sus afecciones cutáneas.

Cuidado de la piel de los pacientes al final de la vida

Cuando una persona padece una enfermedad terminal, la calidad de los cuidados que recibe se vuelve aún más crucial. El cuidado de la piel de los pacientes al final de la vida no es sólo una cuestión de estética o comodidad, sino que desempeña un papel fundamental a la hora de garantizar el respeto y la dignidad del paciente.

1. Comprender los problemas:

   Cambios fisiológicos: Al final de la vida, la piel puede volverse más fina, más seca y menos elástica. También es más susceptible a lesiones e infecciones.

   Síntomas asociados: La deshidratación, la movilidad reducida, la medicación y otros factores pueden contribuir a los problemas cutáneos.

2. Úlceras y lesiones por presión:

   Prevención: La rotación regular de los pacientes, el uso de cojines especiales y una buena higiene son cruciales.

   Tratamiento: El tratamiento de las úlceras por presión requiere una evaluación periódica, una limpieza adecuada y, en ocasiones, tratamientos tópicos.

3. Cuidado de la piel seca y delicada:

   Hidratación: La aplicación regular de cremas y pomadas puede ayudar a mantener la integridad de la piel.

   Baños suaves: Los baños tibios con productos suaves pueden ayudar a limpiar sin irritar.

4. Tratamiento de las infecciones cutáneas:

   Reconocimiento precoz: La detección temprana de los signos de infección permite una intervención rápida.

   Tratamiento adecuado: Puede incluir antibióticos tópicos u orales.

5. Confort y alivio del dolor:

   Geles y cremas calmantes: Algunos productos pueden aliviar temporalmente el picor o el dolor.

   Medicación: Pueden ser necesarios analgésicos para tratar el dolor asociado a afecciones cutáneas graves.

6. Atención psicosocial:

   Dignidad y respeto: Mantener la limpieza y la integridad de la piel de los pacientes ayuda a preservar su dignidad.

Comunicación: Hable abiertamente de las necesidades y preocupaciones relacionadas con la piel con los pacientes y sus familias.

7. Trabajar con el equipo asistencial:

Coordinación de cuidados: trabajar en estrecha colaboración con médicos, enfermeras, auxiliares de cuidados y otros especialistas para garantizar una atención integral.

Educación: Formación del personal de enfermería en las mejores prácticas para el cuidado de la piel de los pacientes al final de la vida.

El cuidado de la piel de los pacientes al final de la vida es un aspecto esencial de los cuidados paliativos. Requiere una atención meticulosa, experiencia clínica y un enfoque compasivo. Al centrarse en la comodidad, la dignidad y el bienestar del paciente, los profesionales sanitarios pueden ofrecer un apoyo inestimable durante este delicado periodo.

Capítulo 21

TRATAMIENTO DEL DOLOR Y SÍNTOMAS

Lidiando con el dolor crónico relacionados con afecciones cutáneas

El dolor cutáneo, a menudo percibido como un síntoma menor en comparación con otras formas de dolor crónico, es sin embargo una realidad muy real y a veces debilitante para los pacientes que sufren trastornos de la piel. Interactúa de forma compleja con la fisiología, la psicología y el bienestar general del paciente.

1. La realidad del dolor cutáneo:
   - **Naturaleza multidimensional**: El dolor cutáneo puede ser agudo, crónico, punzante, urente o con picor. Varía en intensidad y puede ser continuo o intermitente.
   - **Diversos orígenes**: Puede ser el resultado de una inflamación, una infección, una lesión nerviosa o trastornos vasculares.

2. Impacto en la calidad de vida:
   - **Alteraciones del sueño**: El dolor o el picor pueden alterar el ciclo del sueño, provocando fatiga y trastornos del estado de ánimo.
   - **Dificultades cotidianas**: Actividades sencillas como ducharse, vestirse o incluso sentarse pueden llegar a ser dolorosas.
   - **Efectos psicológicos**: El dolor crónico puede provocar ansiedad, depresión y aislamiento social.

3. Evaluación del dolor:
   - **Escalas de dolor**: uso de herramientas estandarizadas para cuantificar el dolor y su progresión.
   - **Diario del dolor**: Anime a los pacientes a llevar un diario en el que detallen la naturaleza, intensidad y duración de su dolor.

4. Enfoques terapéuticos:

- **Tratamientos tópicos:** cremas, pomadas y geles analgésicos o antiinflamatorios.
- **Medicación oral:** analgésicos, antiinflamatorios, antihistamínicos o incluso anticonvulsivos para el dolor neuropático.
- **Terapias alternativas**: Acupuntura, terapia de frío/calor o de luz.

5. Apoyo psicológico:

- **Terapia cognitivo-conductual (TCC)**: ayudar a los pacientes a controlar su dolor y las emociones asociadas.
- **Grupo de apoyo**: Comparta e intercambie con otros pacientes que estén pasando por experiencias similares.

6. Educación y prevención:

- **Evitar los factores desencadenantes**: Identificar y evitar los factores agravantes, ya sean ambientales, químicos o de otro tipo.
- **Cuidado de la piel**: Una rutina adecuada de cuidado de la piel para protegerla y evitar que el dolor empeore.

7. Colaboración interprofesional:

- **Equipo multidisciplinar**: Dermatólogos, enfermeras, neurólogos, psicólogos y otros especialistas pueden trabajar juntos para proporcionar un tratamiento holístico del dolor.

Tratar el dolor crónico vinculado a trastornos cutáneos requiere un enfoque multidimensional y personalizado. Situando al paciente en el centro del tratamiento e integrando soluciones médicas, psicológicas y educativas, es posible gestionar este dolor de forma más eficaz y mejorar significativamente la calidad de vida de los pacientes.

Cuidados paliativos en dermatología

Cuando pensamos en cuidados paliativos, solemos pensar en enfermedades graves como el cáncer, las cardiopatías o la demencia. Sin embargo, los cuidados paliativos en dermatología son igual de cruciales, aunque menos reconocidos. Se centran en aliviar los síntomas y mejorar la calidad de vida de los pacientes con enfermedades dermatológicas avanzadas o incurables.

1. La necesidad de cuidados paliativos en dermatología :
   Complejidad de los síntomas: Las afecciones dermatológicas, aunque puedan parecer superficiales, pueden provocar dolor intenso, picor, infección y complicaciones psicológicas.
   Impacto en la calidad de vida: Las manifestaciones cutáneas pueden alterar profundamente la autoestima, la interacción social y la capacidad funcional diaria de los pacientes.
2. Síntomas comunes y su tratamiento :
   Dolor: Uso de analgésicos tópicos, antiinflamatorios u otros fármacos para el dolor neuropático.
   Prurito: Puede utilizarse hidratación de la piel, antihistamínicos, fototerapia o tratamientos sistémicos.
   Deterioro de la integridad de la piel: apósitos, cremas antibacterianas y cuidado de heridas.

3. Enfoque psicosocial :
   Apoyo psicológico: Terapia, asesoramiento y grupos de apoyo para ayudar a los pacientes a gestionar el impacto emocional de las enfermedades cutáneas.
   Comunicación: Proporcionar información clara y honesta sobre la enfermedad y su pronóstico, al tiempo que se escucha y se responde a las preocupaciones de los pacientes.

4. Colaboración con otras especialidades :

Equipo multidisciplinar: dermatólogos, enfermeras, psicólogos, trabajadores sociales y otros profesionales sanitarios trabajan juntos para satisfacer las complejas necesidades de los pacientes.

5. Aspectos espirituales y culturales :

Respeto de las creencias: Comprender y respetar las creencias espirituales y culturales de los pacientes para proporcionarles una atención centrada en ellos.

Rituales y costumbres: Facilitar la práctica de rituales y costumbres que puedan ayudar a los pacientes a encontrar consuelo y significado.

6. Decisión sobre el final de la vida :

Conversaciones anticipatorias: conversaciones sobre los deseos y preferencias del paciente para el final de la vida, incluidas las voluntades anticipadas y las decisiones sobre reanimación.

Gestión de los síntomas: Garantizar la comodidad del paciente, reducir el dolor y otros síntomas molestos.

Los cuidados paliativos en dermatología son una faceta esencial de la atención centrada en el paciente. Requiere un enfoque holístico que tenga en cuenta no sólo los síntomas físicos, sino también las necesidades emocionales, sociales y espirituales de los pacientes. Al reconocer y responder a estas necesidades, los profesionales sanitarios pueden ofrecer una atención de calidad compasiva y digna a quienes se enfrentan a una enfermedad dermatológica avanzada o incurable.

Estrategias no farmacológicas para manejo del dolor y el prurito

El dolor y el prurito, o picor, son dos síntomas frecuentemente asociados a diversas afecciones dermatológicas. Aunque a menudo se prefieren las intervenciones farmacológicas, los métodos no farmacológicos pueden desempeñar un papel crucial como complemento de los tratamientos farmacológicos, o para quienes buscan alternativas menos invasivas. Estos enfoques no sólo pueden aliviar estos síntomas, sino también mejorar la calidad de vida general de los pacientes.

1. Medidas de comportamiento :
   Terapia cognitivo-conductual (TCC): la TCC ayuda a identificar y cambiar los pensamientos y comportamientos negativos asociados al dolor y el prurito, enseñando a los pacientes estrategias para controlar sus síntomas.
   Biorretroalimentación: Este método enseña a los pacientes a controlar ciertas funciones corporales para ayudar a reducir el dolor o el picor.
2. Técnicas de relajación :
   Respiración profunda: Inspirar profundamente y luego espirar lentamente puede ayudar a relajar el cuerpo y desviar la atención del dolor.
   Visualización guiada: Imaginar un lugar o una escena tranquila puede tener un efecto calmante.
   Meditación y atención plena: Centrar la atención en el momento presente puede ayudar a reducir el estrés y minimizar la percepción del dolor.
3. Intervención física :
   Termoterapia: El uso de calor, como las compresas calientes, puede aliviar ciertos tipos de dolor cutáneo.
   Crioterapia: En ciertos casos, el frío, como las compresas frías, puede ser beneficioso.

Masaje: El masaje puede mejorar la circulación, reducir el estrés y aliviar la tensión muscular, lo que puede ayudar a reducir el dolor.

4. Estimulación eléctrica :

Estimulación nerviosa eléctrica transcutánea (ENET): Este método utiliza pequeñas corrientes eléctricas para estimular los nervios y reducir el dolor.

5. Enfoques complementarios :

Acupuntura: Esta antigua técnica china, que consiste en insertar finas agujas en la piel en puntos específicos, puede ser eficaz para tratar el dolor y el picor.

Aromaterapia: Ciertos aceites esenciales pueden tener propiedades calmantes o antiinflamatorias.

Terapias herbales: Los remedios herbales como el aloe vera o la manzanilla pueden calmar la piel irritada.

6. Cambios en el estilo de vida :

Baños de avena: La avena coloidal tiene propiedades calmantes que pueden ayudar a reducir el picor.

Hidratar la piel: Utilice emolientes o humectantes con regularidad para mantener la piel hidratada y protegida.

Evitar los desencadenantes: Identifique y evite las sustancias o condiciones que exacerban el dolor o el picor, como ciertos tejidos, detergentes o alérgenos.

Los métodos no farmacológicos para tratar el dolor y el prurito pueden ofrecer un alivio significativo sin los posibles efectos secundarios de la medicación. Aunque es esencial consultar a un profesional sanitario ante cualquier preocupación o síntoma persistente, la integración de estos enfoques puede mejorar significativamente el bienestar de los pacientes.

Capítulo 22

ASPECTOS PSICODERMATOLÓGICOS

La interfaz entre la psicología y dermatología

La interfaz entre psicología y dermatología es una fascinante intersección de mente y cuerpo, que ilustra hasta qué punto nuestra piel y nuestra psique están inextricablemente unidas. La piel, como órgano más externo, es a menudo el lugar de manifestaciones visibles de trastornos internos, tanto físicos como psicológicos. Refleja no sólo nuestro estado de salud, sino también nuestras emociones, tensiones y preocupaciones.

Si observamos esta relación, queda claro que muchas afecciones dermatológicas tienen un componente psicológico importante. Por ejemplo, afecciones como la psoriasis o el eczema pueden verse exacerbadas por el estrés o la ansiedad. A la inversa, vivir con una afección cutánea visible puede provocar sentimientos de ansiedad, vergüenza o depresión, creando un círculo vicioso de malestar psicológico y síntomas dermatológicos. La rosácea, por ejemplo, puede verse agravada por la vergüenza y el estrés, pero también puede ser la causa de estas emociones debido al aspecto alterado de la piel.

La tricotilomanía, un trastorno en el que los individuos se sienten impulsados a tirarse del pelo o pellizcarse la piel, también muestra cómo la psicología y la dermatología pueden estar estrechamente vinculadas. En este caso, el comportamiento psicológico conduce directamente al trauma dermatológico.

Pero esta intersección no se limita a la enfermedad. La forma en que percibimos nuestra piel y nuestro aspecto puede tener un profundo impacto en nuestra autoestima e imagen corporal. En una sociedad cada vez más visual, las imperfecciones percibidas, ya sean arrugas, cicatrices u otras marcas, pueden influir profundamente en cómo nos vemos a nosotros mismos y cómo creemos que nos ven los demás.

El reconocimiento de esta estrecha relación entre la mente y la piel ha dado lugar a la aparición de la "psicodermatología", una subdisciplina que se centra en la intersección de la dermatología y la psicología. Los psicodermatólogos ayudan a tratar las afecciones cutáneas exacerbadas por el estrés o las emociones, al tiempo que ayudan a los pacientes a gestionar la angustia psicológica asociada a sus afecciones cutáneas.

Esta interfaz entre psicología y dermatología refuerza la idea de que, para curarnos de verdad, necesitamos adoptar un enfoque holístico. La piel no es sólo un espejo de nuestro estado físico, sino también un reflejo de nuestro mundo interior. Y para muchos, el camino hacia una piel sana puede empezar por una comprensión y una gestión sanas de la mente.

Tratamiento de afecciones como el prurito psicógeno y la tricotilomanía

El tratamiento de afecciones en la intersección de la dermatología y la psicología, como el prurito psicógeno y la tricotilomanía, requiere un enfoque multidimensional, que combine la atención dermatológica y el apoyo psicológico.

Prurito psicógeno
El prurito psicógeno es un picor crónico sin causa dermatológica aparente, a menudo relacionado con factores psicológicos como el estrés, la ansiedad o los trastornos del estado de ánimo.
Enfoque diagnóstico :

Exclusión de otras causas de prurito mediante pruebas dermatológicas y de laboratorio.

Evaluación psiquiátrica para identificar desencadenantes emocionales o comorbilidades.

Tratamiento :

Cuidados dermatológicos: Pueden recomendarse emolientes para reducir la sequedad de la piel y antihistamínicos para controlar el picor.

Terapias psicológicas: La terapia cognitivo-conductual puede ayudar a los pacientes a identificar y controlar los desencadenantes del picor. La meditación y las técnicas de relajación también pueden ser útiles.

Medicación: Pueden recetarse antidepresivos o ansiolíticos si el prurito está asociado a la depresión o la ansiedad.

Tricotilomanía

La tricotilomanía, también conocida como trastorno por tirarse del pelo, es un trastorno compulsivo en el que los individuos se tiran repetidamente del pelo, lo que provoca una alopecia visible.

Enfoque diagnóstico :

Examen clínico para identificar las zonas de alopecia.

Entrevistas para comprender la gravedad de la compulsión.

Tratamiento :

Terapia cognitivo-conductual (TCC): Es el tratamiento de elección para la tricotilomanía. La TCC ayuda a los pacientes a identificar las situaciones o emociones que desencadenan el impulso de tirarse del pelo y a desarrollar estrategias para resistir este impulso.

Medicación: Aunque no existe una medicación específica para la tricotilomanía, algunos antidepresivos o antipsicóticos pueden ayudar a reducir los síntomas.

Apoyo y educación: Los grupos de apoyo pueden ofrecer una ayuda inestimable, permitiendo a los pacientes compartir sus experiencias y aprender nuevas estrategias de afrontamiento.

En ambos casos, es esencial una estrecha colaboración entre los dermatólogos y los profesionales de la salud mental. Esto garantiza un enfoque holístico del tratamiento, abordando tanto los síntomas cutáneos como las causas psicológicas subyacentes.

El papel de la enfermera en el tratamiento de los trastornos psicodermatológicos

En el vasto mundo de la dermatología, la intersección entre las enfermedades cutáneas y los factores psicológicos ha abierto la puerta a un campo fascinante llamado psicodermatología. Aquí, los síntomas cutáneos a menudo pueden reflejar la mente, reflejando conflictos internos, tensiones o ansiedades. Es en este contexto complejo y multidimensional donde el papel de la enfermera adquiere toda su importancia.

En primer lugar, las enfermeras desempeñan un papel crucial en la identificación precoz de los trastornos psicodermatológicos. Gracias a su interacción habitual y a menudo prolongada con los pacientes, las enfermeras pueden captar signos sutiles que el paciente podría no revelar durante un breve examen médico. Estos pueden incluir observaciones de hábitos compulsivos de rascado, la presencia de lesiones autoinfligidas o incluso signos de ansiedad o angustia al hablar de ciertas afecciones cutáneas.

Además de la detección, las enfermeras ofrecen apoyo emocional a los pacientes. Reconocer y aceptar la naturaleza psicológica de una afección cutánea puede resultar difícil para muchos pacientes. Algunos pueden sentir vergüenza, culpa o negación. La enfermera, con su enfoque empático y su escucha activa, puede ofrecer un oído atento, tranquilizar al paciente y ayudarle a navegar por el proceso de comprensión y aceptación de su afección.

La educación es también un aspecto esencial de los cuidados de la enfermera. Son responsables de enseñar a los pacientes su enfermedad, los tratamientos disponibles y las medidas de autoayuda. En el caso de los trastornos psicodermatológicos, esto puede incluir técnicas de relajación, métodos para controlar el estrés o incluso referencias a terapias complementarias como la meditación o el yoga.

La enfermera también actúa como enlace crucial entre el dermatólogo y otros especialistas, como psicólogos o psiquiatras. En el tratamiento de los trastornos psicodermatológicos, un enfoque integrado suele ser el más beneficioso. La enfermera puede facilitar esta colaboración, asegurándose de que todas las partes estén informadas de los progresos, preocupaciones o cambios en el estado del paciente.

Por último, pero no por ello menos importante, la enfermera dermatóloga desempeña un papel preventivo. Mediante sesiones educativas, folletos o conversaciones individuales, la enfermera puede concienciar a los pacientes sobre los vínculos entre la piel y la mente, fomentando el tratamiento precoz y el reconocimiento de los factores desencadenantes.
En el mundo de la psicodermatología, la enfermera actúa como pilar de apoyo, educadora, coordinadora y defensora, garantizando que los pacientes reciban una

atención holística que trate no sólo la piel, sino también el alma.

Capítulo 23

DERMATOLOGÍA
Y
SALUD
MUNDIAL

El impacto de la dieta
y el estilo de vida en la piel

En el vasto ecosistema de nuestro cuerpo, cada elemento está interconectado. Como un espejo, la piel, nuestro órgano más grande, refleja a menudo el estado interno de nuestro cuerpo. El impacto de la dieta y el estilo de vida en la salud de la piel es una interacción compleja, en la que influyen multitud de factores y mecanismos.

Alimentación: el poder del plato
Nuestra dieta desempeña un papel fundamental en la salud general de nuestra piel. Los alimentos que ingerimos aportan nutrientes esenciales que influyen en la regeneración celular, la inflamación, la hidratación y la protección frente a los agresores externos.

    Antioxidantes: Los alimentos ricos en antioxidantes, como las bayas, los frutos secos, las verduras de hoja verde y el té verde, ayudan a combatir los radicales libres, que pueden causar daños oxidativos en la piel y acelerar su envejecimiento.

    Ácidos grasos omega-3: presentes en el pescado, las semillas de chía y las nueces, son esenciales para mantener la elasticidad y la hidratación de la piel.

    Agua: Una hidratación adecuada es crucial. Beber suficiente agua ayuda a mantener la elasticidad de la piel y a prevenir la sequedad.

    Alimentos inflamatorios: Una dieta rica en azúcares, grasas saturadas y alimentos procesados puede aumentar la inflamación, contribuyendo a afecciones como el acné, la rosácea y la dermatitis.

Estilo de vida: Hábitos que hablan por sí solos
Además de la dieta, otros aspectos del estilo de vida tienen una gran influencia en la salud de la piel.

    Estrés: El estrés crónico puede desencadenar una respuesta inflamatoria, exacerbando afecciones como la psoriasis o el eczema. Las técnicas de relajación y control del estrés, como la meditación y el yoga, pueden tener efectos beneficiosos.

Dormir: Una buena noche de sueño permite que la piel se regenere. La falta de sueño puede provocar ojeras, piel apagada y un aumento de los signos del envejecimiento.

Ejercicio: La actividad física estimula la circulación sanguínea, lo que ayuda a nutrir las células de la piel y a eliminar los productos de desecho.

Exposición al sol: Aunque el sol proporciona vitamina D, una exposición excesiva sin la protección adecuada puede provocar daños en la piel, desde el envejecimiento prematuro hasta un mayor riesgo de cáncer de piel.

Una piel bella y sana es el resultado de un delicado equilibrio entre una dieta nutritiva y un estilo de vida saludable. Comprender esta interacción ofrece un enfoque proactivo para cuidar, proteger y nutrir nuestra piel desde el interior. Al fin y al cabo, cuando cuidamos nuestro cuerpo, eso se nota en nuestra piel.

Actividad física, estrés y piel

La interacción entre la actividad física, el estrés y la piel forma un trípode complejo en el vasto campo de la salud y el bienestar. El ejercicio y la gestión del estrés pueden tener efectos importantes sobre la piel, y a continuación le explicamos cómo están estrechamente relacionados:

Actividad física: un soplo de oxígeno para la piel

Estimulación de la circulación: El ejercicio aumenta el flujo sanguíneo, lo que ayuda a nutrir las células de la piel y a mantener su vitalidad. Este aumento del flujo sanguíneo aporta oxígeno y nutrientes esenciales a la piel al tiempo que elimina los productos de desecho, incluidos los radicales libres.

Sudar: Sudar elimina las impurezas, lo que puede ayudar a desobstruir los poros y reducir el acné. Sin embargo, es esencial lavarse después del ejercicio para evitar que el sudor se acumule y agrave los problemas de la piel.

Reducción del estrés: El ejercicio libera endorfinas, a menudo llamadas "hormonas de la felicidad". Estas moléculas ayudan a reducir el estrés, lo que puede disminuir sus efectos sobre la piel.

Estrés: el vínculo invisible con la piel

Reacciones inflamatorias: El estrés prolongado provoca un aumento de la producción de cortisol y otras hormonas. Estas hormonas pueden estimular las glándulas sebáceas, provocando una producción excesiva de sebo y, en consecuencia, acné.

Envejecimiento acelerado: El estrés crónico puede afectar a la estructura y la hidratación de la piel, provocando una pérdida de elasticidad y la aparición de arrugas.

Afecciones exacerbadas : El estrés puede agravar afecciones cutáneas preexistentes como la psoriasis, el eczema y la rosácea.

Repercusiones inmunitarias: El estrés debilita el sistema inmunitario, lo que puede hacer que la piel sea más susceptible a las infecciones y ralentizar el proceso de cicatrización.

El equilibrio perfecto: la actividad física contra el estrés

El ejercicio suele considerarse una terapia antiestrés. No sólo ofrece beneficios estéticos, sino que también desempeña un papel crucial en la regulación de la respuesta de nuestro organismo al estrés. Al incorporar una rutina de ejercicio regular, podemos mejorar la elasticidad de la piel, aumentar la luminosidad y, sobre todo, reducir los efectos perjudiciales del estrés sobre la piel.

La armonía entre una actividad física regular y una gestión eficaz del estrés puede ser la clave para mantener una piel sana y radiante. Reconocer esta simbiosis y actuar en consecuencia puede conducir a una mejor salud de la piel y a un mayor bienestar general.

Integración de la dermatología en un enfoque holístico de la salud

El enfoque holístico de la salud hace hincapié en la integración del cuerpo, la mente y el espíritu, reconociendo que todos estos elementos están interconectados y afectan a la salud general de una persona. La dermatología, a menudo vista como una especialidad centrada exclusivamente en las afecciones cutáneas, encaja perfectamente en este marco holístico cuando se considera en su totalidad.

Cuerpo: Las manifestaciones visibles de la salud interior

- **Reflejo de la salud general**: Afecciones como el color amarillento de la piel pueden indicar problemas hepáticos, mientras que las erupciones cutáneas pueden ser un signo de alergias alimentarias. La piel actúa a menudo como barómetro de la salud interior del organismo.
- **Nutrición y piel**: La dieta tiene un impacto directo en la salud de la piel. Los alimentos ricos en antioxidantes, omega-3 y vitaminas pueden mejorar la claridad y elasticidad de la piel.
- **Toxinas y excreción**: La piel desempeña un papel crucial en la excreción de toxinas. Los problemas cutáneos recurrentes pueden indicar un desequilibrio o una acumulación de toxinas en el organismo.

Espíritu : El impacto psicológico de las afecciones cutáneas

Autoestima e imagen corporal: Las afecciones cutáneas, ya sea acné o psoriasis, pueden tener un profundo impacto en la autoestima. El enfoque holístico reconoce esta interconexión e intenta tratar no sólo la enfermedad sino también sus consecuencias psicológicas.

El estrés y la piel: El estrés puede desencadenar o exacerbar los trastornos cutáneos. La atención holística evalúa el estrés como posible factor contribuyente y sugiere formas de controlarlo.

Alma: Conexión con uno mismo y con el entorno

Prácticas de bienestar: Técnicas como la meditación, el yoga o la respiración profunda pueden beneficiar a la piel reduciendo el estrés, mejorando la circulación y favoreciendo una mejor salud general.

Conectar con la naturaleza: El uso de productos naturales, una exposición moderada al sol para obtener vitamina D y aprovechar los beneficios de la naturaleza (como el aire fresco) son esenciales para una piel sana.

Intuición y escucha del cuerpo: El enfoque holístico nos anima a escuchar a nuestro cuerpo. Si algo no parece adecuado para nuestra piel, a menudo es el cuerpo el que nos está señalando un problema más profundo.

La dermatología, cuando se integra en una perspectiva holística, ofrece una comprensión mucho más profunda y matizada de la salud de la piel. No se limita a tratar los síntomas visibles, sino que busca comprender y tratar a la persona en su totalidad, reconociendo que la piel es el reflejo externo de nuestro equilibrio interior.

Capítulo 24

ALERGIAS Y PRUEBAS CUTÁNEAS

Fundamentos
pruebas cutáneas alérgicas

Las pruebas cutáneas de alergia son procedimientos de diagnóstico diseñados para identificar sustancias a las que una persona puede ser alérgica. En dermatología, estas pruebas se utilizan con frecuencia para diagnosticar alergias que se manifiestan como síntomas cutáneos, como eccema, urticaria o dermatitis de contacto.

1. ¿Por qué hacerse una prueba cutánea de alergia?
Las pruebas cutáneas alérgicas pueden ayudar a :
Determinar la causa de una alergia.
Prevenir futuras reacciones identificando los alérgenos y aconsejando a los pacientes sobre cómo evitar la exposición.
Para guiar el tratamiento, como la administración de inmunoterapia (alérgenos en forma de vacunas).

2. Tipos de pruebas cutáneas alérgicas :
Prueba de punción: Se introduce una pequeña cantidad de alérgeno en la piel utilizando una aguja fina. Es el método más habitual para detectar alergias alimentarias, ambientales y a determinados medicamentos.
Prueba del parche: Se colocan discos impregnados de alérgenos sobre la piel durante 48 horas. Se utiliza principalmente para diagnosticar alergias de contacto, como las causadas por perfumes, conservantes o metales.
Prueba intradérmica: Se inyecta una pequeña cantidad de alérgeno bajo la superficie de la piel. Se suele utilizar cuando las pruebas de punción son negativas, pero se sigue sospechando una alergia.

3. Preparación de la prueba :

  Evite tomar antihistamínicos varios días antes de la prueba, ya que pueden distorsionar los resultados.

  Informe al dermatólogo de cualquier medicación que esté tomando.

  Evite aplicar cremas o lociones en la zona de la prueba.

4. Interpretación de los resultados :

Tras aplicar el alérgeno, se observa la piel para detectar cualquier reacción. Una elevación de la piel, llamada pápula, rodeada de enrojecimiento, indica generalmente una reacción positiva, es decir, que la persona es alérgica a la sustancia.

5. Ventajas y limitaciones :

  Ventajas: Estas pruebas son rápidas, generalmente baratas y pueden confirmar una sospecha de alergia.

  Limitaciones: Pueden dar falsos positivos o falsos negativos. Ciertos factores, como la medicación o la dermatitis activa, pueden afectar a los resultados.

6. Continuación de la prueba :

Una vez identificados los alérgenos, el dermatólogo le aconsejará cómo evitar la exposición a estas sustancias. En algunos casos, puede recomendarse la inmunoterapia.

Las pruebas cutáneas de alergia son una herramienta valiosa para que los dermatólogos diagnostiquen y traten las alergias. Aunque estas pruebas no son infalibles, cuando se realizan correctamente pueden proporcionar una información inestimable para orientar el tratamiento del paciente.

Interpretación y comunicación resultados

Las pruebas diagnósticas en dermatología, ya sean biopsias, pruebas de alergia o simples exploraciones cutáneas, requieren no sólo una interpretación precisa, sino también una comunicación clara y empática de los resultados a los pacientes. Este proceso es esencial para garantizar una atención óptima, minimizar la ansiedad y fomentar la confianza entre el paciente y el profesional sanitario.

1. La importancia de una interpretación precisa:

Base del tratamiento: Una interpretación correcta es el primer paso hacia un plan de tratamiento adecuado.

Evitar errores médicos: Una mala interpretación puede conducir a un tratamiento innecesario o, peor aún, a desatender una afección que requiere atención inmediata.

2. Preparación para la comunicación:

Anticipe las preguntas: Es probable que los pacientes tengan muchas preguntas. Prepararse con antelación significa que podrá dar respuestas claras y completas.

Elegir el momento y el lugar adecuados: Es esencial mantener una conversación en un entorno en el que el paciente se sienta seguro y cómodo.

3. Comunicación de los resultados:

Sea directo pero empático: Es crucial ser honesto y transparente a la vez que muestra empatía, especialmente si la noticia es inesperada o preocupante.

Utilice un lenguaje sencillo: Aunque el uso de términos médicos es natural para los profesionales, puede ser una fuente de confusión para los pacientes. Es mejor simplificar la jerga médica en la medida de lo posible.

Proporcionar apoyo visual o escrito: Esto puede ayudar a los pacientes a comprender mejor su diagnóstico y tratamiento.

Escucha activa: Es importante permitir que los pacientes expresen sus sentimientos y preocupaciones y que hagan preguntas.

4. Gestión de las emociones:

Reconocer la ansiedad y el miedo: Incluso los resultados benignos pueden causar ansiedad. Es importante reconocer las emociones del paciente y responder a ellas con compasión.

Ofrezca apoyo adicional: En los casos en los que el diagnóstico sea especialmente preocupante, puede ser útil remitir al paciente a grupos de apoyo o terapeutas.

5. Seguimiento tras la comunicación:

Planifique el siguiente paso: ya sea un tratamiento, otra prueba o un simple seguimiento, asegúrese de que el paciente sabe qué hacer a continuación.

Recordatorios y recursos: Proporcione a los pacientes recursos escritos o en línea, así como recordatorios para futuras citas o pruebas.

La interpretación y la comunicación de los resultados son tan cruciales como las propias pruebas. Una buena comunicación fortalece la relación entre el paciente y la enfermera o el médico, garantizando una mejor atención y comprensión por parte del paciente.

Cuidados y seguimiento pacientes alérgicos

La alergia es una respuesta exagerada del sistema inmunitario a sustancias generalmente inofensivas llamadas alérgenos. Las manifestaciones pueden ir desde una simple erupción cutánea hasta una reacción potencialmente mortal como el shock anafiláctico. Para la enfermera de dermatología, el cuidado de estos pacientes requiere una atención meticulosa, una educación en profundidad y un seguimiento regular.

1. Identificación y diagnóstico :

Historial detallado: Comprensión de los síntomas, su frecuencia, gravedad y posibles desencadenantes.

Pruebas cutáneas: Realice o derive a pruebas de alergia para identificar los alérgenos responsables.

Trabajar con alergólogos: En los casos complejos, es esencial colaborar estrechamente con los especialistas.

2. Educación del paciente :

Evitación: Enseñar a los pacientes cómo evitar los alérgenos identificados, ya sea en su comida, su entorno o sus productos sanitarios.

Reconocer los síntomas: Ayudar a los pacientes a reconocer los primeros signos de una reacción alérgica.

Plan de acción de emergencia: elabore un plan claro y conciso para el paciente en caso de reacción grave, que incluya el uso de un autoinyector de epinefrina si es necesario.

3. Tratamiento e intervención :

Medicación: Prescribir o recomendar antihistamínicos, corticosteroides tópicos u otros medicamentos para tratar o prevenir los síntomas.

Terapias a largo plazo: Para las alergias graves o crónicas, podrían considerarse tratamientos como la inmunoterapia.

Manejo de emergencias: Saber cómo tratar una reacción anafiláctica y cuándo derivar al paciente a un especialista.

4. Seguimiento y ajustes :

Evaluaciones regulares: Las alergias pueden cambiar con el tiempo. Es crucial evaluar periódicamente la situación del paciente para asegurarse de que los tratamientos siguen siendo adecuados.

Reevaluación de la medicación: Asegurarse de que la medicación prescrita sigue siendo eficaz y ajustarla si es necesario.

5. Apoyo psicológico :

Vivir con alergias: Puede ser estresante, sobre todo si las reacciones pueden ser graves. Ofrezca apoyo emocional y derive a grupos de apoyo si es necesario.

6. Promover la sensibilización :

Sensibilizar al público: Las alergias pueden ser mal entendidas. Educar al público, a los profesores y a los empresarios puede contribuir a crear un entorno más seguro para los alérgicos.

El tratamiento de los pacientes alérgicos es complejo y requiere una combinación de conocimientos médicos, educación y apoyo. Sin embargo, con un seguimiento adecuado, estos pacientes pueden llevar una vida plena y activa, al tiempo que controlan eficazmente sus síntomas.

Capítulo 25

DERMATOLOGÍA Y SEXUALIDAD

ITS y manifestaciones cutáneas

Las infecciones de transmisión sexual (ITS) son infecciones causadas por bacterias, virus o parásitos, que se propagan principalmente a través del contacto sexual sin protección. Aunque la mayoría de estas infecciones afectan a los genitales, muchas también pueden causar síntomas visibles en la piel, lo que subraya la importancia de la concienciación y la formación de los profesionales de la dermatología.

1. Introducción :

   Naturaleza y origen de las ITS: Desde bacterias como la sífilis hasta virus como el herpes, las ITS abarcan una amplia gama de patógenos.

   Vías de transmisión: Aunque el contacto sexual es la principal vía, algunas ITS pueden transmitirse por otros medios, como compartir agujas o el contacto piel con piel.

2. ITS comunes y sus manifestaciones cutáneas :

   Herpes genital: Se caracteriza por vesículas dolorosas en o alrededor de los genitales que pueden reventar, formando llagas abiertas.

   Sífilis: Esta enfermedad bacteriana progresa en varias etapas. La sífilis primaria se manifiesta como un chancro indoloro, normalmente en los genitales. La sífilis secundaria puede provocar erupciones cutáneas, sobre todo en las palmas de las manos y las plantas de los pies.

   VPH (Virus del Papiloma Humano): Algunos tipos de VPH pueden causar verrugas genitales, mientras que otras cepas pueden causar verrugas en otras partes del cuerpo.

   Molusco contagioso: Provoca pápulas carnosas de superficie lisa, a menudo con una depresión central, que pueden aparecer en cualquier parte del cuerpo.

3. Complicaciones y coinfecciones :

El VIH y las manifestaciones cutáneas : Las personas con VIH pueden experimentar diversos síntomas cutáneos, desde herpes zóster hasta infecciones fúngicas, debido a su inmunidad reducida.

ITS coexistentes: No es infrecuente que una persona contraiga varias ITS al mismo tiempo, lo que puede complicar el diagnóstico y el tratamiento.

4. Diagnóstico y gestión :

Pruebas y biopsias : La identificación precisa de la ITS es crucial para un tratamiento eficaz.

Tratamientos tópicos y sistémicos: Dependiendo de la ITS, los tratamientos pueden ir desde antivirales hasta antibióticos.

5. Prevención y educación :

Protección y prácticas sexuales seguras: Utilizar preservativos y limitar el número de parejas puede reducir el riesgo de transmisión.

Vacunación: Existen vacunas para determinadas ITS, como el VPH.

Las ITS no se limitan a los genitales y pueden tener importantes manifestaciones cutáneas. Un enfoque integrado, que combine prevención, diagnóstico preciso y tratamiento adecuado, es crucial para controlar estas infecciones y evitar su propagación.

Educación, prevención y asesoramiento

En dermatología, como en otros campos de la medicina, la educación del paciente y la prevención son tan cruciales como el diagnóstico y el tratamiento. Al informar a los pacientes sobre el cuidado adecuado de la piel y ofrecerles los consejos pertinentes, los profesionales sanitarios pueden desempeñar un papel decisivo en la reducción de la incidencia de los trastornos cutáneos y la mejora de la calidad de vida de los pacientes.

1. La importancia de la educación en dermatología :
   Más vale prevenir que curar: una piel sana comienza con unos hábitos diarios correctos y el conocimiento de los factores que pueden causar o agravar las afecciones cutáneas.

   Capacitación del paciente: Al comprender su afección y las medidas que pueden tomar para controlarla, los pacientes están mejor preparados para tomar decisiones informadas sobre la salud de su piel.
2. Educación sobre los cuidados básicos de la piel :
   Limpieza: Informe a los pacientes sobre la forma adecuada de limpiar su piel, teniendo en cuenta su tipo de piel y sus preocupaciones específicas.

   Hidratación: Insistir en la importancia de una hidratación regular y elegir productos adaptados a sus necesidades.

   Protección solar: Eduque a la población sobre la importancia de la protección contra los rayos UV, eligiendo el protector solar adecuado y aplicándolo con regularidad.
3. Consejos específicos para diversas afecciones cutáneas :

   Acné: Consejos sobre los productos que debe evitar, la importancia de no reventarse los granos y los hábitos alimentarios que pueden influir en la afección.

   Eccema y psoriasis: centrarse en la importancia de la hidratación, evitar los desencadenantes y controlar el estrés.

   Envejecimiento de la piel: Información sobre los efectos del sol, el tabaco y la deshidratación en el envejecimiento prematuro de la piel.

4. Prevención de enfermedades cutáneas :

Autoexploración cutánea: Eduque a los pacientes sobre cómo examinar regularmente su piel en busca de signos sospechosos, como cambios en los lunares.

Protección frente a infecciones: consejos sobre las mejores prácticas para evitar las infecciones cutáneas, como lavarse las manos con regularidad y mantener limpias las heridas.

5. Gestión de enfermedades crónicas :

Educar a los pacientes sobre la naturaleza crónica de ciertas afecciones cutáneas, ayudándoles a comprender la necesidad de un seguimiento regular y de adaptar el tratamiento según sea necesario.

La educación y la prevención en dermatología son herramientas esenciales para garantizar una piel sana durante toda la vida. Trabajando en estrecha colaboración con los pacientes, los profesionales sanitarios no sólo pueden tratar las afecciones cutáneas existentes, sino también prevenir otras nuevas y mejorar la calidad de vida general de los pacientes.

Abordar la sexualidad en consultas dermatológicas

En el mundo de la dermatología, hablar de sexualidad puede parecer irrelevante para algunos, pero es una dimensión esencial de la atención holística al paciente. Muchas afecciones cutáneas pueden repercutir en la vida íntima del paciente o estar directamente relacionadas con la sexualidad, por eso es tan importante una comunicación abierta y respetuosa.

1. Relevancia de la sexualidad en dermatología :

   Afecciones cutáneas y autoestima: Las afecciones cutáneas visibles pueden afectar a la confianza en uno mismo y a la autoestima, provocando dificultades en las relaciones íntimas.

   Infecciones de transmisión sexual (ITS): Varias ITS se manifiestan a través de síntomas cutáneos o mucosos.

   Efectos secundarios de la medicación: Algunos tratamientos dermatológicos pueden afectar a la libido o a la función sexual.

2. Crear un entorno confortable :

   Confidencialidad: Garantizar al paciente que todo lo hablado sigue siendo confidencial y cumplir las normas de confidencialidad médica.

   No juzgar : Aborde el tema con neutralidad, sin prejuicios ni opiniones personales.

3. Formule las preguntas adecuadas:

   En lugar de preguntar directamente sobre la sexualidad, puede iniciar la conversación con preguntas como: "¿Afecta su enfermedad a sus relaciones personales o íntimas?

   Cuando se sospeche de una ITS, pregunte sobre las prácticas sexuales recientes, las parejas y la protección utilizada.

4. Informar y educar :

   Si el paciente tiene una ITS, proporcione información sobre cómo se transmite, las precauciones que deben tomarse y la importancia de advertir a sus parejas.

   Eduque a los pacientes sobre los posibles efectos secundarios sexuales de los fármacos prescritos.

5. Trabajar con otros especialistas :

   Si un paciente presenta problemas sexuales relacionados con una afección dermatológica, considere la posibilidad de trabajar con un sexólogo, un psicólogo u otros especialistas pertinentes.

6. Respetar los límites :
Si un paciente se siente incómodo hablando de su sexualidad, respete sus límites y no insista.

La sexualidad es un aspecto fundamental de la experiencia humana y está intrínsecamente ligada a nuestro bienestar físico y emocional. En el campo de la dermatología, tratar la sexualidad con sensibilidad y competencia es esencial para una atención al paciente integral y eficaz. Los profesionales sanitarios deben estar preparados para tratar estos temas de forma respetuosa, al tiempo que proporcionan la información y los recursos necesarios.

Capítulo 26

PATOLOGÍAS UÑAS Y CABELLO

Reconocimiento dolencias comunes

La piel, la cubierta exterior que envuelve nuestro cuerpo, es el espejo que refleja muchos procesos internos. También es la primera línea de defensa contra las agresiones externas. Por ello, puede presentar una amplia gama de síntomas, desde ligeras imperfecciones hasta afecciones graves. Para la enfermera dermatóloga, es vital reconocer estas afecciones con rapidez y precisión.

1. Acné :

   Típicamente asociado a la pubertad, el acné puede persistir o aparecer en la edad adulta. Caracterizado por la inflamación de los folículos pilosos, se manifiesta en forma de comedones, pústulas o nódulos.
2. Eczema :

   El eccema, o dermatitis atópica, es una inflamación crónica de la piel que provoca enrojecimiento, picor intenso y descamación. Su causa es multifactorial y combina factores genéticos, ambientales e inmunitarios.
3. Psoriasis :

   Esta afección crónica se manifiesta en forma de manchas rojas cubiertas de escamas blanquecinas. Puede afectar a diversas partes del cuerpo, como el cuero cabelludo, las uñas y las articulaciones.
4. Herpes :

   Causado por un virus, el herpes se manifiesta como una erupción de pequeñas ampollas dolorosas, a menudo alrededor de los labios o en los genitales.
5. Verrugas :

   Causadas por los virus del papiloma, las verrugas son crecimientos benignos que pueden aparecer en cualquier parte del cuerpo.

6. Urticaria :

La urticaria es una reacción alérgica de la piel que produce picor, enrojecimiento y elevación, a menudo desencadenada por medicamentos, alimentos u otros irritantes.

7. Infecciones fúngicas :

Los hongos pueden infectar la piel, las uñas o el cuero cabelludo, provocando picor, enrojecimiento y, a veces, lesiones supurantes.

8. Melanoma :

Se trata de un cáncer de piel agresivo, que suele manifestarse como un cambio en el tamaño, la forma o el color de un lunar.

9. Rosácea :

Esta afección crónica se caracteriza por el enrojecimiento de la cara, a veces acompañado de pequeños vasos dilatados, pústulas o nódulos.

10. Couperose :

Se manifiesta como un enrojecimiento debido a la dilatación de los pequeños vasos de la cara, sobre todo en las mejillas y la nariz.

Ante la diversidad de afecciones cutáneas, las enfermeras dermatológicas deben estar atentas y ser precisas en su reconocimiento. Un diagnóstico rápido y correcto es esencial para garantizar un tratamiento eficaz y mejorar la calidad de vida de los pacientes.

Intervenciones y cuidados específicos de enfermería

Las enfermeras desempeñan un papel fundamental en el campo de la dermatología. No se limitan a asistir a los médicos, sino que también ofrecen atención integral, asesoramiento, educación y apoyo a los pacientes.

Averigüemos más sobre las intervenciones y cuidados específicos que prestan estas profesionales.

1. Evaluación de la piel :
   Ante todo, la enfermera lleva a cabo una cuidadosa evaluación de la piel del paciente, tomando nota de la presencia, localización, tamaño, forma y color de cualquier anomalía o lesión. Esta evaluación es esencial para determinar la naturaleza y gravedad de la afección.
2. Administración de medicamentos :
   Ya sea aplicando tópicos, administrando medicación oral o inyectando tratamientos, las enfermeras deben hacerlo con precisión y de acuerdo con las instrucciones del médico.
3. Cuidado de heridas :
   En el caso de heridas, úlceras o quemaduras, la enfermera debe limpiar, desinfectar y vendar la zona afectada, al tiempo que vigila la aparición de signos de infección o complicaciones.
4. Educación del paciente :
   Un aspecto crucial del tratamiento es enseñar a los pacientes cómo cuidar su piel, cómo utilizar la medicación prescrita y cómo reconocer los signos de un empeoramiento o una complicación.
5. Muestras de diagnóstico :
   Las enfermeras pueden tomar muestras de piel, como biopsias o rasguños, que luego se analizan en el laboratorio.
6. Fototerapia :
   Para los pacientes que requieren fototerapia, la enfermera prepara al paciente, maneja el equipo y garantiza la seguridad durante el tratamiento.
7. Tratamiento del dolor :
   Muchas afecciones cutáneas pueden ser dolorosas. La enfermera evalúa regularmente el dolor del paciente y le administra los analgésicos adecuados.

8. Apoyo psicológico :
Las afecciones cutáneas pueden tener un impacto significativo en la autoestima y el bienestar emocional del paciente. La enfermera ofrece apoyo, escucha y, si es necesario, deriva a los pacientes a especialistas.

9. Seguimiento posterior a la intervención :
Tras una intervención dermatológica u otro procedimiento, la enfermera vigila al paciente, asegurándose de que la herida cicatriza correctamente y controlando cualquier molestia o complicación.

10. Colaboración interprofesional :
La enfermera trabaja en estrecha colaboración con el dermatólogo, pero también con otros profesionales sanitarios (farmacéuticos, nutricionistas, psicólogos) para garantizar una atención holística al paciente.

El papel de la enfermera dermatóloga es amplio y esencial. Gracias a sus habilidades, experiencia y compasión, proporcionan una atención integral y personalizada, garantizando a los pacientes el mejor tratamiento posible.

Consejos prácticos para los pacientes

Como órgano más grande del cuerpo, la piel requiere una atención especial para mantener su salud y su resplandor. Un cuidado adecuado de la piel y el conocimiento de las distintas afecciones cutáneas pueden contribuir en gran medida a su prevención y a un tratamiento rápido y eficaz. He aquí algunos consejos prácticos para los pacientes de dermatología:

1. Adopte una rutina diaria:
Limpie su piel con un limpiador suave adecuado a su tipo de piel. Hidrátese a diario y utilice protección solar todos los días, incluso en los días nublados.

2. Esté atento a los cambios :

Controle su piel con regularidad para detectar cualquier cambio o la aparición de nuevas lesiones. Un autoexamen regular puede ayudar a identificar posibles problemas de forma precoz.

3. Evite la exposición prolongada al sol:

Protéjase del sol, especialmente entre las 10 de la mañana y las 4 de la tarde, cuando los rayos son más fuertes. Lleve sombrero, gafas de sol y ropa protectora. Vuelva a aplicarse protector solar cada dos horas, y con más frecuencia después de nadar o sudar.

4. Siga una dieta equilibrada:

Una dieta rica en vitaminas, minerales y antioxidantes contribuye a una piel sana. Incluya fruta, verdura, frutos secos y pescado en su dieta.

5. Manténgase hidratado:

Beba suficiente agua a lo largo del día para mantener su piel hidratada desde dentro hacia fuera.

6. Evite fumar:

Fumar acelera el envejecimiento de la piel, provoca arrugas y reduce la circulación sanguínea, lo que hace que la piel esté más pálida y menos sana.

7. Utilice productos adecuados:

Utilice únicamente productos dermatológicamente probados y adecuados para su tipo de piel. Evite los productos irritantes o alergénicos.

8. En caso de duda, consulte :

Si nota algún cambio inusual, picor persistente, erupciones u otros problemas cutáneos, consulte sin demora a un dermatólogo.

9. Limite el uso de agua caliente :

Las duchas o baños demasiado calientes pueden resecar la piel. Opte por el agua tibia y limite la duración de sus duchas.

10. Evite rascarse:

Si le pica una zona de la piel, evite rascarse. Esto puede agravar la afección y provocar una infección.

11. Infórmese:
Manténgase al día de las últimas investigaciones y recomendaciones sobre el cuidado de la piel. Esto le ayudará a tomar las mejores decisiones para su piel.

12. Tenga paciencia:
Algunos tratamientos cutáneos tardan en mostrar resultados. Sea paciente y siga las instrucciones de su dermatólogo.

Una gestión proactiva y bien informada de la salud de su piel puede prevenir muchas afecciones cutáneas y contribuir a una piel sana y radiante. Seguir estos consejos y consultar regularmente a un profesional de la dermatología puede ayudarle a mantener la salud y la belleza de su piel durante toda su vida.

Capítulo 27

NUEVOS TRATAMIENTOS Y TERAPIAS

Exploración de los avances recientes

La dermatología, al igual que otros campos de la medicina, experimenta un progreso constante gracias a la investigación, la tecnología y una mejor comprensión de los mecanismos biológicos que subyacen a los trastornos cutáneos. Los últimos avances han revolucionado la forma en que los profesionales sanitarios tratan las afecciones cutáneas y ofrecen nuevas esperanzas a los pacientes. He aquí un resumen de algunos de los avances más notables de los últimos años:

1. Terapias biológicas :
Estos fármacos, diseñados para actuar sobre partes específicas del sistema inmunitario, han transformado el tratamiento de afecciones como la psoriasis y el eccema. Al dirigirse a proteínas específicas que intervienen en la inflamación, estos tratamientos pueden ofrecer un alivio rápido con menos efectos secundarios que los tratamientos tradicionales.

2. Láseres y tecnologías basadas en la luz :
Los láseres de nueva generación pueden tratar una gran variedad de afecciones, desde marcas de nacimiento y arrugas hasta la cicatrización de tatuajes. Los tratamientos son cada vez más precisos, lo que reduce el tiempo de recuperación y los efectos secundarios.

3. Diagnóstico genético :
La capacidad de secuenciar el ADN a un coste asequible permite ahora identificar predisposiciones genéticas a determinadas afecciones cutáneas, lo que allana el camino para tratamientos más personalizados.

4. Microbioma de la piel :
La investigación sobre el papel de las bacterias y otros microbios que viven en la piel ha revelado su importancia en la salud cutánea. Esta comprensión ha llevado al desarrollo de productos y tratamientos destinados a equilibrar estos microorganismos.

5. Terapias dirigidas para el cáncer de piel :

En lugar de confiar únicamente en la cirugía, ahora existen fármacos que se dirigen específicamente a las mutaciones genéticas presentes en ciertos melanomas, ofreciendo a los pacientes otra línea de tratamiento.

6. Aplicaciones y telemedicina :

El auge de las aplicaciones de monitorización de la piel significa que los pacientes pueden controlar el estado de su piel y comunicarse con sus dermatólogos a distancia, lo que resulta especialmente útil en zonas remotas o para pacientes con movilidad reducida.

7. Tecnología de edición genética :

Aunque todavía se encuentran en fase experimental para muchas aplicaciones dermatológicas, técnicas como CRISPR ofrecen un potencial increíble para tratar enfermedades genéticas de la piel en su origen.

8. Nanotecnología :

El uso de nanopartículas para administrar fármacos directamente a las células diana de la piel significa que los tratamientos pueden administrarse con mayor eficacia y, potencialmente, con menos efectos secundarios.

9. Terapia con células madre :

La investigación actual está explorando cómo pueden utilizarse las células madre para tratar afecciones cutáneas que van desde la cicatrización de heridas hasta el recrecimiento del cabello.

A medida que avanzan la tecnología y la ciencia, la dermatología seguirá evolucionando, ofreciendo soluciones más eficaces, menos invasivas y más personalizadas para los pacientes de todo el mundo. Estos avances, combinados con una mejor educación y concienciación, garantizan una mejor calidad de vida a las personas que sufren afecciones cutáneas.

Terapias génicas y dirigidas

El rápido desarrollo de la biología molecular y la genómica ha dado lugar a una nueva era de terapias en medicina, y la dermatología no es una excepción. Las terapias genéticas y dirigidas ofrecen una inmensa esperanza a muchos pacientes que sufren trastornos cutáneos, en particular los de origen genético o ligados a anomalías moleculares específicas.

1. Terapia génica :
La terapia génica pretende introducir o corregir secuencias genéticas en las células de un paciente para tratar una enfermedad. En dermatología, las aplicaciones potenciales son enormes:

Epidermólisis bullosa: Trastorno genético en el que la piel es extremadamente frágil y puede lesionarse o ampollarse al menor roce. Se están realizando ensayos clínicos para utilizar la terapia génica para corregir las mutaciones responsables.

Enfermedades capilares genéticas: Algunas mutaciones específicas pueden provocar la caída del cabello o anomalías capilares. Si se actúa sobre estas mutaciones, es posible conseguir que el cabello vuelva a crecer o mejorar su calidad.

2. Terapias dirigidas :
A diferencia de la terapia génica, que se dirige directamente al ADN o ARN del paciente, las terapias dirigidas actúan sobre proteínas específicas o vías metabólicas implicadas en la enfermedad.

Melanoma: Algunas mutaciones específicas, como la mutación BRAF, pueden estar presentes en ciertos melanomas. Se han desarrollado inhibidores de BRAF dirigidos específicamente a estos tumores, que ofrecen una mejor respuesta en los pacientes con esta mutación.

Psoriasis: Los fármacos biológicos como los inhibidores anti-TNF o IL-17 actúan sobre citoquinas específicas implicadas en la inflamación de la psoriasis, lo que permite a muchos pacientes entrar en remisión.

Eccema (dermatitis atópica): Los fármacos como el dupilumab actúan inhibiendo las vías de la IL-4 y la IL-13, dos citoquinas clave en la inflamación del eccema.

Tumores cutáneos no melanoma: Los inhibidores de vías de señalización específicas pueden actuar sobre los carcinomas basocelulares avanzados o localmente avanzados, ofreciendo una alternativa o complemento a la cirugía.

El futuro de la dermatología se presenta brillante gracias a estos avances. La integración de la biología molecular, la genómica y los enfoques personalizados transformarán la forma en que los dermatólogos tratan a sus pacientes. Sin embargo, estos tratamientos requieren una atención especial en cuanto al control de los efectos secundarios, los costes y la accesibilidad para todos los pacientes.

El futuro de la biotecnología en dermatología

La era moderna de la medicina ha visto crecer el interés por la biotecnología, con un potencial revolucionario en muchos campos, incluida la dermatología. Estos avances, que combinan biología, química, genética y tecnología, ofrecen nuevas perspectivas para comprender, diagnosticar y tratar las enfermedades de la piel. He aquí un atisbo de lo que el futuro podría deparar a la dermatología gracias a la biotecnología:

Terapia celular: Más allá de la terapia génica, la capacidad de cultivar, modificar y reintroducir células en el organismo abre nuevas vías de tratamiento. Por ejemplo, los queratinocitos u otras células de la piel podrían cultivarse en el laboratorio, modificarse para corregir una anomalía genética y luego injertarse en un paciente.

Impresión en 3D de tejido cutáneo: El uso de la impresión en 3D para crear injertos de piel personalizados podría revolucionar el tratamiento de quemaduras, heridas crónicas y otras afecciones cutáneas que requieran la reparación de tejidos.

Nanotecnología: El uso de nanopartículas para administrar fármacos directamente a las células diana puede mejorar la eficacia de los tratamientos y reducir al mismo tiempo los efectos secundarios. Imagine cremas o lociones que contengan nanopartículas diseñadas para dirigirse con precisión a las células inflamatorias en afecciones como la psoriasis o el eccema.

Biosensores cutáneos: Los dispositivos integrados en la propia piel podrían vigilar continuamente parámetros como la hidratación, el pH o la presencia de bacterias patógenas, permitiendo una intervención precoz antes de que aparezcan los síntomas.

Terapias personalizadas: Al conocer el perfil genético y molecular de cada paciente, los dermatólogos podrían prescribir tratamientos específicamente adaptados al individuo, aumentando así las posibilidades de éxito.

Microbioma cutáneo: Cada vez son más las investigaciones que se centran en el papel del microbioma cutáneo, es decir, todos los microorganismos presentes en nuestra piel, en la salud y la enfermedad. La biotecnología podría ayudar a modular este microbioma para tratar o prevenir determinadas afecciones.

Realidad aumentada e inteligencia artificial: Estas tecnologías podrían ayudar a los dermatólogos a diagnosticar trastornos cutáneos mediante la superposición de imágenes, información y análisis en tiempo real durante los exámenes de los pacientes.

El futuro de la dermatología, con la aportación de la biotecnología, es increíblemente apasionante. Sin embargo, como ocurre con cualquier innovación, será esencial garantizar que estos avances sean seguros, éticos y accesibles para todos los pacientes. También será necesaria la formación continua de los profesionales sanitarios para garantizar que se mantienen a la vanguardia de estos avances y pueden ofrecer la mejor atención posible a sus pacientes.

Capítulo 28

HIGIENE HOSPITALARIA Y PREVENCIÓN DE INFECCIONES

Importancia de la esterilización y desinfección en dermatología

La piel es nuestra primera línea de defensa contra las agresiones externas, en particular los agentes infecciosos. Cuando su integridad se ve comprometida o cuando se interviene médicamente sobre ella, el riesgo de infección puede aumentar. La dermatología, como especialidad centrada en la piel, implica a menudo procedimientos invasivos, desde biopsias a cirugía, tratamientos con láser o inyecciones. En este contexto, la esterilización y la desinfección son cruciales para garantizar la seguridad de los pacientes y los profesionales sanitarios.

Prevención de infecciones: Cualquier procedimiento que perfore o comprometa la barrera cutánea puede introducir microorganismos en el organismo. Una correcta desinfección y esterilización del instrumental reduce el riesgo de infecciones posprocedimiento, como celulitis, abscesos o infecciones más graves que pueden extenderse por todo el cuerpo.

Cumplimiento de las normas profesionales: La buena práctica médica incluye el cumplimiento de protocolos estrictos para garantizar la limpieza y la esterilidad. El incumplimiento de estas normas puede tener consecuencias legales y éticas para el profesional.

Confianza de los pacientes: Los pacientes deben confiar en la seguridad de los procedimientos dermatológicos. Una higiene impecable y unos protocolos de esterilización visibles refuerzan esta confianza.

Longevidad del equipo: Además de prevenir infecciones, una desinfección y esterilización adecuadas pueden prolongar la vida útil del instrumental y el equipo, al evitar la corrosión y otros daños.

Protección del personal médico: Los profesionales sanitarios también corren riesgos cuando tratan a los pacientes. La esterilización y la desinfección también protegen al personal de una posible contaminación por agentes infecciosos.

Prevención de la resistencia a los antibióticos: Al reducir el riesgo de infecciones, limitamos el uso de antibióticos, lo que ayuda a combatir el desarrollo de bacterias resistentes, un problema de salud pública mundial.

Diversidad de patógenos: La piel puede albergar una gran variedad de microorganismos, algunos de los cuales son resistentes a los desinfectantes comunes. Una esterilización y desinfección adecuadas son esenciales para eliminar una amplia gama de patógenos.

La esterilización y la desinfección en dermatología son mucho más que simples pasos procedimentales. Son una parte fundamental de la práctica médica, que garantiza la seguridad, la confianza y el bienestar tanto de los pacientes como de los profesionales. En una especialidad en la que a menudo se pone a prueba la integridad de la barrera cutánea, estas precauciones son absolutamente esenciales.

Gestión de riesgos y prevención de las infecciones nosocomiales

La gestión de riesgos y la prevención de las infecciones nosocomiales son preocupaciones clave para los establecimientos sanitarios. Estas infecciones, adquiridas durante una estancia en el hospital o en otra institución sanitaria, pueden tener graves consecuencias para los pacientes y generar importantes costes para el sistema sanitario. Adoptar un enfoque proactivo de la prevención es esencial para garantizar la seguridad de los pacientes.

Comprender las fuentes de infección: Las infecciones hospitalarias pueden estar causadas por diversos agentes patógenos, desde bacterias resistentes a los antibióticos hasta virus. Estos microorganismos pueden transmitirse por contacto directo, por las manos del personal sanitario, por el aire o por superficies contaminadas.

Higiene de las manos: Es la medida más eficaz para prevenir la transmisión de infecciones. Se debe formar y animar al personal a que se lave las manos con regularidad y correctamente, utilizando agua y jabón o soluciones hidroalcohólicas.

Protocolos de limpieza: Es esencial limpiar a fondo y con regularidad los locales, en particular las zonas de alto riesgo como los quirófanos. Las superficies, los instrumentos y el equipo deben desinfectarse utilizando los agentes adecuados.

Aislamiento de pacientes: Los pacientes portadores o sospechosos de ser portadores de microorganismos contagiosos deben ser aislados para evitar la propagación de la infección.

Formación del personal: El personal sanitario debe recibir formación periódica sobre buenas prácticas, protocolos de prevención de infecciones y gestión de epidemias.

Vacunación: Garantizar que el personal y los pacientes (cuando proceda) estén vacunados contra enfermedades como la gripe puede reducir el riesgo de propagación de infecciones.

Vigilancia y auditorías: Establecer un sistema de vigilancia de las infecciones nosocomiales permite detectar rápidamente los brotes y tomar medidas. Las auditorías periódicas ayudan a evaluar la eficacia de las medidas preventivas implantadas.

Gestión de dispositivos médicos: Los dispositivos invasivos, como catéteres o respiradores, deben manipularse con cuidado y esterilizarse o sustituirse con regularidad para reducir el riesgo de infección.

Comunicación: Informar a los pacientes sobre los riesgos de infección, los síntomas a los que deben estar atentos y las precauciones que deben tomar puede ayudarles a desempeñar un papel activo en la prevención.

Respuesta a las epidemias: Disponer de un plan de respuesta ante epidemias significa que puede actuar con rapidez para contener la propagación y tratar a los afectados.

Evaluación de riesgos: Identificar las zonas de alto riesgo, las poblaciones vulnerables y los procedimientos susceptibles de provocar infecciones es esencial para orientar los esfuerzos de prevención.

La prevención de las infecciones nosocomiales requiere un enfoque global que integre la formación, la vigilancia, la higiene y la aplicación de protocolos estrictos. Todos los implicados en el sistema sanitario, desde los médicos hasta los pacientes, tienen un papel que desempeñar para garantizar un entorno seguro y minimizar el riesgo de infección.

El papel de la enfermera en la aplicación de los protocolos de higiene

Las enfermeras desempeñan un papel fundamental a la hora de prevenir infecciones y garantizar la seguridad de los pacientes en los hospitales. Su formación y su posición en primera línea de los cuidados las convierten en actores clave de la higiene. Por ello, la aplicación de protocolos de higiene es esencial en su práctica diaria. He aquí un análisis en profundidad de este papel crucial:

221

Promover la higiene de las manos: Las enfermeras son un modelo para el resto del equipo médico, los pacientes y los visitantes. Se aseguran de lavarse las manos con regularidad y meticulosidad, al tiempo que conciencian a quienes les rodean sobre esta práctica fundamental.

Uso de equipos de protección individual (EPI): Las enfermeras saben cuándo y cómo utilizar correctamente los EPI, como guantes, mascarillas, batas y gafas protectoras. También se aseguran de que este equipo sea accesible y utilizado por otros miembros del equipo asistencial.

Formación y educación: Las enfermeras participan activamente en la formación continua sobre higiene hospitalaria, manteniéndose al día de las últimas recomendaciones. También pueden encargarse de formar al nuevo personal en los protocolos de higiene establecidos.

Seguimiento y vigilancia: Como eslabón central en la vía del paciente, las enfermeras observan, informan y gestionan cualquier incidente o riesgo de infección. A menudo participan en auditorías de higiene y contribuyen a la recopilación de datos sobre infecciones nosocomiales.

Gestión de residuos: Las enfermeras son responsables de la eliminación segura de los residuos, en particular de los residuos médicos potencialmente infecciosos, siguiendo procedimientos estrictos de clasificación y eliminación.

Desinfección y esterilización: Las enfermeras se aseguran de que el equipo utilizado se limpia, desinfecta o esteriliza adecuadamente, según sea necesario. También pueden encargarse de comprobar periódicamente la eficacia de los autoclaves y otros equipos de esterilización.

Prevenir las infecciones asociadas a los productos sanitarios: La enfermera se asegura de que los catéteres se insertan de forma aséptica y de que se mantienen y retiran en condiciones higiénicas óptimas.

Concienciación y comunicación: Informa a los pacientes y a sus familiares sobre la importancia de la higiene, les da consejos personalizados y responde a sus preguntas, reduciendo así el riesgo de transmisión.

Colaboración: Las enfermeras colaboran estrechamente con los equipos de higiene de los hospitales, ayudando a elaborar, revisar y aplicar los protocolos de higiene.

Respuesta a las epidemias: En caso de brote infeccioso, las enfermeras suelen estar en primera línea a la hora de identificar casos, aplicar medidas de barrera y participar en la gestión de crisis.

Defensa: Las enfermeras pueden desempeñar un papel de defensa dentro de la institución para que se asignen recursos suficientes a la prevención de infecciones, haciendo hincapié en la importancia crucial de la higiene para la seguridad del paciente.

Las enfermeras son mucho más que simples ejecutoras de los protocolos de higiene. Desempeñan un papel fundamental en su aplicación, difusión y cumplimiento. Su compromiso diario garantiza no sólo el bienestar de los pacientes, sino también la calidad de los cuidados dispensados en el establecimiento.

Capítulo 29

DERMATOLOGÍA
Y
ESTÉTICA

La evolución de la estética médica

A lo largo del tiempo, la estética médica se ha transformado, adaptado y perfeccionado constantemente para satisfacer las cambiantes aspiraciones de belleza de la sociedad, incorporando al mismo tiempo los avances tecnológicos y médicos. He aquí una visión general de esta apasionante evolución:

Orígenes y desarrollo histórico: Aunque las preocupaciones estéticas han existido desde la antigüedad, la medicina estética como disciplina despegó realmente en el siglo XX. Procedimientos como la rinoplastia y la reconstrucción mamaria surgieron tras las dos guerras mundiales, principalmente para tratar las heridas de los soldados.

Las décadas de 1980 y 1990: Con la aparición de la liposucción en la década de 1980, la cirugía estética se hizo cada vez más popular. En la década de 1990, la aparición del Botox revolucionó los tratamientos no invasivos, ofreciendo una alternativa a la cirugía para las arrugas.

Tecnología e innovación: El siglo XXI ha visto la llegada de tecnologías como el láser, la radiofrecuencia, los ultrasonidos focalizados de alta intensidad (HIFU) y la criolipólisis. Estas técnicas han permitido tratar diversos problemas estéticos sin recurrir a la cirugía.

Integración de un enfoque global: Más allá de tratar zonas específicas, el enfoque se ha vuelto más holístico, buscando mejorar el aspecto general del paciente, no sólo un rasgo aislado.

Naturalidad y prevención: Si bien hubo un tiempo en que la estética médica buscaba resultados espectaculares, la tendencia actual es buscar resultados naturales, prefiriendo la "prevención" a la "corrección".

Diversidad e individualización: El reconocimiento de la diversidad de los cánones de belleza y la necesidad de enfoques individualizados han dado lugar a protocolos de tratamiento mejor adaptados a cada paciente, teniendo en cuenta sus características étnicas, culturales e individuales específicas.

Mayor accesibilidad: Con la democratización de los procedimientos estéticos, una mayor proporción de la población tiene acceso a ellos. Se han popularizado los "procedimientos a la hora del almuerzo", tratamientos rápidos realizados durante la pausa para comer.

Regulación y ética: Dado el rápido crecimiento del sector, se ha intensificado la regulación para garantizar la seguridad de los pacientes y mantener un alto nivel profesional.

Tendencia hacia lo no invasivo: Los procedimientos no invasivos, que no requieren cirugía, han ganado en popularidad gracias a sus tiempos de recuperación más cortos y sus riesgos reducidos.

El futuro: A medida que avance la investigación, la estética médica podría incorporar avances como la medicina regenerativa, los tratamientos génicos o incluso la personalización de los tratamientos gracias a la inteligencia artificial.

La estética médica ha recorrido un largo camino desde sus inicios. Sin dejar de ser fiel a su misión fundamental de mejorar el aspecto y la confianza en uno mismo, se ha adaptado a las nuevas tecnologías, a las aspiraciones cambiantes de la sociedad y a los imperativos éticos, garantizando siempre la seguridad y el bienestar de los pacientes.

Implicaciones éticas
estética en dermatología

La estética en dermatología, al igual que otras áreas de la medicina estética, está marcada por una serie de preocupaciones éticas. Estas implicaciones éticas surgen de la interacción entre el deseo de mejorar el aspecto físico, las expectativas de los pacientes, las responsabilidades profesionales de los médicos y los límites de la intervención médica.

Estándares de belleza de la sociedad: Los medios de comunicación y la cultura popular suelen imponer estrictos estándares de belleza, lo que influye en la percepción que la gente tiene de la "belleza". ¿Deben los profesionales adherirse a estos estándares cuando proporcionan cuidados estéticos, o deben adoptar un enfoque más neutral y centrado en el paciente?

Consentimiento informado: Es imprescindible que los pacientes comprendan plenamente los riesgos, beneficios, alternativas y costes de los procedimientos estéticos. Esto requiere una comunicación transparente y honesta por parte de los dermatólogos.

Comercialización y conflictos de intereses: Dado que muchos procedimientos estéticos son pagados directamente por los pacientes (sin cobertura de seguro), existe el riesgo de que las decisiones clínicas se vean influidas por consideraciones financieras y no por el interés superior del paciente.

Expectativas realistas: Algunos pacientes pueden tener expectativas poco realistas sobre los resultados de los procedimientos cosméticos. Es responsabilidad del dermatólogo gestionar estas expectativas y evitar realizar procedimientos que pueden no ser beneficiosos o incluso perjudicar al paciente.

Acceso y equidad: Dado que la mayoría de los procedimientos cosméticos son caros, esto suscita preocupaciones sobre la equidad en el acceso a la atención sanitaria, reforzando potencialmente las desigualdades socioeconómicas.

Seguridad y competencia: Con el rápido crecimiento de la demanda de tratamientos estéticos, muchos profesionales sin formación especializada pueden ofrecer sus servicios. Esto plantea cuestiones éticas sobre la competencia y la calidad de la atención prestada.

Tratamiento de menores: ¿Deben autorizarse los procedimientos cosméticos en menores? En caso afirmativo, ¿en qué circunstancias y con qué precauciones?

Presiones psicológicas: Algunos pacientes pueden buscar soluciones estéticas para problemas que en realidad son psicológicos o emocionales. Identificar y abordar estos problemas subyacentes es crucial.

Respeto de la autonomía del paciente : ¿Hasta qué punto deben respetarse los deseos estéticos de un paciente, sobre todo cuando parecen ir en contra de la norma médica o la prudencia clínica?

Innovaciones tecnológicas: Constantemente surgen nuevas técnicas y tecnologías. Su adopción temprana, antes de que se hayan establecido plenamente su eficacia y seguridad, plantea dilemas éticos.

La dermatología estética, aunque ofrece considerables beneficios en términos de confianza y bienestar, requiere una cuidadosa reflexión ética. Los dermatólogos deben equilibrar los deseos de los pacientes con las normas profesionales, al tiempo que navegan por las complejidades de la medicina moderna.

El papel de la enfermera en procedimientos estéticos

El papel de la enfermera en los procedimientos estéticos se ha desarrollado considerablemente en los últimos años. Con el rápido crecimiento de la industria de la medicina estética, las enfermeras desempeñan un papel esencial a la hora de garantizar una atención de calidad, segura y centrada en el paciente. He aquí una visión general del papel de la enfermera en este contexto:

Evaluación inicial: La enfermera evalúa al paciente antes de cualquier procedimiento estético. Esto incluye la elaboración de un historial médico, la evaluación de la medicación actual y las alergias, y la comprensión de las motivaciones y expectativas del paciente con respecto al procedimiento previsto.

Educación del paciente: La enfermera proporciona información detallada sobre el procedimiento, sus beneficios, riesgos potenciales, cuidados posprocedimiento y resultados esperados. Esta educación garantiza que el paciente dé su consentimiento informado.

Preparación del paciente: Antes del procedimiento, la enfermera puede encargarse de preparar al paciente, lo que puede incluir la limpieza de la zona a tratar, la aplicación de anestésicos tópicos y la comprobación del equipo necesario.

Asistencia durante la intervención: La enfermera suele asistir al dermatólogo o al cirujano estético durante la intervención, proporcionando el instrumental necesario, controlando al paciente y asegurándose de que todo transcurre sin problemas.

Cuidados posprocedimiento: Después del procedimiento, la enfermera da instrucciones sobre los cuidados en casa, vigila al paciente para detectar cualquier efecto adverso y se asegura de que el paciente se encuentra bien antes de abandonar la clínica.

Seguimiento: La enfermera puede encargarse del seguimiento posterior al procedimiento, verificando la cicatrización, asegurándose de que la paciente está satisfecha con los resultados y abordando cualquier complicación o preocupación.

Habilidades técnicas: En determinadas jurisdicciones y bajo la supervisión de un médico, las enfermeras pueden llevar a cabo ciertos procedimientos estéticos, como inyecciones de Botox o rellenos dérmicos.

Gestión de las complicaciones : Las enfermeras son a menudo el primer punto de contacto para los pacientes que tienen preocupaciones después de un procedimiento. Deben estar formadas para reconocer las complicaciones y saber cuándo remitir al paciente al médico.

Formación continua: El campo de la medicina estética evoluciona rápidamente, con nuevas técnicas, productos y tecnologías. Las enfermeras deben mantenerse al corriente de estos avances y participar en la formación continua de forma regular.

Aspectos éticos: Como ya se ha mencionado, la medicina estética tiene muchas implicaciones éticas. Las enfermeras deben navegar con sensibilidad, anteponiendo siempre las necesidades y los deseos del paciente, al tiempo que mantienen una práctica basada en la evidencia.

Las enfermeras desempeñan un papel versátil y esencial en el campo de la medicina estética. Desde la evaluación inicial hasta el seguimiento, garantizan que los pacientes reciban una atención integral, segura y de alta calidad.

Capítulo 30

DESARROLLO PROFESIONAL EN DERMATOLOGÍA

Oportunidades de especialización

En dermatología, como en muchas disciplinas médicas, existen diversas oportunidades para que las enfermeras se especialicen. Estas especializaciones permiten a los profesionales adquirir conocimientos profundos en áreas específicas de la dermatología, lo que garantiza unos cuidados de alta calidad adaptados a las necesidades concretas de los pacientes. Estas son algunas de las oportunidades de especialización para los enfermeros de dermatología:

Dermatología pediátrica: Especializada en las afecciones cutáneas de bebés, niños y adolescentes. Abarca afecciones como eccemas, nevus, trastornos genéticos y mucho más.

Oncología cutánea: Centrada en la prevención, detección, tratamiento y cuidado de pacientes con cánceres de piel como el melanoma, el carcinoma basocelular y el carcinoma escamoso.

Dermatología quirúrgica: se centra en técnicas y procedimientos quirúrgicos como la escisión de tumores, la cirugía de Mohs y otros procedimientos correctivos o cosméticos.

Dermatología cosmética: Se centra en procedimientos estéticos no invasivos como inyecciones de Botox, rellenos, terapia láser y otros tratamientos antiedad.

Dermatología infecciosa: Especializada en trastornos cutáneos causados por bacterias, virus, hongos o parásitos.

Inmunodermatología: Se centra en las enfermedades de la piel relacionadas con el sistema inmunitario, como el lupus, la psoriasis y el pénfigo.

Fotodermatología: Se centra en las enfermedades de la piel relacionadas con la exposición al sol y los tratamientos con luz, como la fototerapia.

Dermatología capilar y del cuero cabelludo: especializada en afecciones como la alopecia, las infecciones del cuero cabelludo y otros trastornos relacionados con el cabello.

Cuidado de heridas: Se centra en la gestión y el tratamiento de heridas crónicas, como úlceras venosas o diabéticas y quemaduras.

Dermatología genética: especializada en trastornos hereditarios y genéticos de la piel.

Psico-dermatología: Se centra en el vínculo entre la mente y la piel, tratando afecciones como el prurito psicógeno, la tricotilomanía y otras afecciones en las que los factores psicológicos desempeñan un papel clave.

Dermatología de la piel étnica: se centra en las particularidades y afecciones cutáneas más comunes en determinadas poblaciones étnicas.

La formación requerida para estas especializaciones puede variar según la región o el país. Puede incluir una combinación de formación clínica, cursos teóricos y formación continua. La especialización no sólo mejora la calidad de los cuidados, sino que también ofrece gratificantes oportunidades profesionales y de liderazgo para los enfermeros.

Formación continua y actualización de competencias

La medicina evoluciona constantemente y los profesionales sanitarios necesitan realizar una formación continua para mantenerse al día de los últimos avances, técnicas y directrices clínicas. En el campo de la dermatología, este requisito es igual de imperativo. He aquí cómo puede enfocarse la formación continua y la actualización de conocimientos para un profesional de la dermatología, en particular una enfermera especializada:

Cursos y talleres: Muchos institutos, universidades y asociaciones profesionales ofrecen cursos, talleres y seminarios sobre temas específicos, que permiten a las enfermeras familiarizarse con las últimas técnicas y tendencias.

Conferencias y congresos: Asistir a conferencias nacionales o internacionales le da acceso a investigaciones punteras y a presentaciones de expertos en la materia, así como la oportunidad de establecer contactos con otros profesionales.

Certificaciones adicionales: Ciertas especialidades o técnicas pueden requerir certificaciones adicionales. La obtención de estas certificaciones no sólo aumenta la competencia, sino que también puede abrir la puerta a nuevas oportunidades profesionales.

Publicaciones y revistas profesionales: suscribirse y leer con regularidad revistas especializadas en dermatología le ayudará a mantenerse al día de las últimas investigaciones y avances en este campo.

Formación en línea: Con el auge de la tecnología digital, muchos cursos y formación están ahora disponibles en línea, lo que ofrece flexibilidad a los alumnos.

Simulaciones y formación práctica: Para las técnicas invasivas o los nuevos procedimientos, las simulaciones con maniquíes o la formación con realidad virtual pueden ofrecer una forma sin riesgos de practicar y adquirir destrezas.

Foros y grupos de debate: Unirse a foros o grupos de debate en línea le permite intercambiar experiencias, retos y soluciones con otros profesionales del mismo campo.

Pertenencia a asociaciones profesionales: La pertenencia a asociaciones profesionales puede proporcionar acceso a recursos específicos de dermatología, formación y actualizaciones periódicas.

Retroalimentación y supervisión: Trabajar bajo la supervisión de un miembro superior del personal o recibir retroalimentación con regularidad ayuda a impulsar la mejora continua.

Implicación en la investigación: Participar en estudios clínicos, revisiones sistemáticas o incluso llevar a cabo su propia investigación puede contribuir en gran medida a aumentar sus conocimientos y habilidades.

La formación continua es crucial para cualquier profesional sanitario. Para las enfermeras dermatológicas, no sólo garantiza una atención óptima al paciente, sino que también refuerza su credibilidad profesional, garantiza la progresión en su carrera y cumple los requisitos éticos y deontológicos de la profesión.

El futuro de la dermatología: nuevos avances y tecnologías

La dermatología, como muchos otros campos de la medicina, está en constante evolución. Los avances tecnológicos, la investigación biomédica y los descubrimientos científicos convergen para configurar el futuro de esta especialidad. Echemos un vistazo fluido a las prometedoras perspectivas de futuro de la dermatología:

En el corazón de la revolución médica moderna, la dermatología está experimentando profundos cambios. Las tecnologías digitales, los descubrimientos moleculares y las nuevas modalidades terapéuticas están transformando la forma en que los profesionales diagnostican, tratan y controlan las enfermedades cutáneas.

La telemedicina, que ya ha empezado a arraigar, cobrará aún más protagonismo. Las consultas virtuales se convertirán en algo habitual, facilitando el acceso a la atención a quienes viven en zonas remotas o con movilidad reducida. Gracias a algoritmos avanzados y al aprendizaje automático, las herramientas **de inteligencia artificial** ayudarán a los dermatólogos a diagnosticar las lesiones cutáneas, ofreciendo a menudo mayor precisión que el ojo humano por sí solo.

En el frente terapéutico, la explosión de las **terapias biológicas se** dirige ahora a enfermedades como la psoriasis y el eccema a nivel molecular, ofreciendo tratamientos personalizados basados en la genética del paciente. Estos tratamientos, menos invasivos y más selectivos, reducen los efectos secundarios al tiempo que mejoran la eficacia.

La nanotecnología también está haciendo incursiones en el campo de la dermatología. Imagine nanopartículas diseñadas para administrar fármacos directamente a una célula o grupo de células enfermas, maximizando el efecto terapéutico al tiempo que se minimiza el daño al tejido sano.

La biotecnología se está extendiendo a la regeneración de la piel. Los laboratorios ya están cultivando piel en el laboratorio para víctimas de quemaduras o personas que sufren lesiones cutáneas graves. En el futuro, esta tecnología podría permitir incluso crear piel a medida para los pacientes, con características específicas.

Los wearables, o tecnologías para llevar puestas, como los parches inteligentes, vigilarán la salud de la piel en tiempo real, alertando a los usuarios y a los médicos de cualquier cambio sospechoso. Esto podría resultar especialmente útil para los pacientes con alto riesgo de melanoma u otros cánceres de piel.

La dermatología cosmética tampoco se queda quieta. Se están desarrollando láseres cada vez más precisos, rellenos biodegradables y tratamientos antiedad innovadores que prometen resultados naturales y duraderos.

Sin embargo, estos avances, por prometedores que sean, vienen acompañados de su propio conjunto de retos éticos, normativos y de formación. Pero una cosa es cierta: el futuro de la dermatología se presenta brillante, con la esperanza de soluciones cada vez más eficaces, personalizadas y menos invasivas para los pacientes.

Capítulo 31

CONCLUSIÓN Y RECURSOS ADICIONALES

Recursos para profundizar sus conocimientos

Si desea saber más sobre dermatología, aquí tiene una lista de recursos relevantes, que van desde libros de referencia y revistas especializadas hasta plataformas en línea y asociaciones profesionales:

1. Obras de referencia :
   "Dermatología en medicina general" de Fitzpatrick: una obra clásica citada a menudo como la "biblia" de la dermatología.
   "Dermatología: Juego de 2 volúmenes" de Jean L. Bolognia, Julie V. Schaffer y Lorenzo Cerroni, otra obra de referencia muy respetada.
2. Revistas especializadas :
   Revista de la Academia Americana de Dermatología (JAAD) - una publicación líder para las últimas investigaciones en dermatología.
   British Journal of Dermatology: una revista de renombre que ofrece investigación de alta calidad.
   Clínicas dermatológicas: centradas en revisiones bibliográficas actuales y actualizaciones sobre temas específicos.
3. Recursos en línea :
   DermNet NZ - un completo recurso en línea que ofrece imágenes, descripciones y tratamientos para multitud de afecciones cutáneas.
   Medscape Dermatology - ofrece artículos, estudios de casos y noticias relacionadas con la dermatología.
4. Asociaciones y organizaciones :
   Academia Americana de Dermatología (AAD): ofrece una gran cantidad de recursos para profesionales, desde noticias del sector hasta formación continua.
   Academia Europea de Dermatología y Venereología (EADV): organización de dermatólogos de Europa.

Liga Internacional de Sociedades Dermatológicas (ILDS) - se centra en la colaboración internacional en dermatología.

5. Conferencias y cursos :

Eventos como el *Congreso Mundial de Dermatología* y las reuniones anuales de la AAD ofrecen excelentes oportunidades para la formación continua, la creación de redes y el aprendizaje de los últimos avances en este campo.

6. Plataformas educativas en línea :

Coursera y **edX**: ofrecen cursos de dermatología impartidos por universidades de renombre.

Derm101 - una plataforma dedicada a la formación en dermatología.

7. Foros y grupos de debate :

Foros como *DermTalk* permiten a los profesionales de la dermatología debatir, plantear preguntas y compartir información.

Estos recursos son un buen punto de partida, pero es esencial seguir buscando información actualizada y asistir regularmente a cursos de formación continua para mantenerse al día de los últimos avances en dermatología.

Ampliar sus conocimientos sobre dermatología requiere recursos fiables y actualizados. Para los francófonos, he aquí una lista de recursos relevantes:

1. Obras de referencia :

"Dermatología e infecciones de transmisión sexual" de Jean-Claude Beani y Bernard Guillot - una guía completa para profesionales sanitarios.

"Précis de dermatologie" de Henri Adamski y Arnaud Bourdin - un libro dirigido a los estudiantes de medicina, pero también útil para los profesionales.

2. Revistas especializadas :

   Annales de Dermatologie et de Vénéréologie - una publicación líder en el mundo francófono para las últimas investigaciones en dermatología.

   Revue Française de Dermatologie - ofrece artículos científicos, casos clínicos y noticias del sector.

3. Recursos en línea :

   Dermato-Info - la página web de la Société Française de Dermatologie (SFD) para el público en general, repleta de información útil.

   Fondation Dermatite Atopique - una plataforma de información sobre la dermatitis atópica.

4. Asociaciones y organizaciones :

   Société Française de Dermatologie (SFD) - ofrece una amplia gama de recursos para profesionales, desde noticias del sector hasta formación continua.

   Association Française d'Étude des Allergies (A.F.E.A) - se centra en las alergias cutáneas y su tratamiento.

5. Conferencias y cursos :

   La *Journée Dermatologique de Paris* y las *Journées Dermatologiques de Nice* son citas ineludibles para los dermatólogos francófonos.

6. Plataformas educativas en línea :

   Université Médicale Virtuelle Francophone (UMVF) - ofrece cursos gratuitos de dermatología.

   Medflixs: una plataforma de formación médica continua basada en vídeo para profesionales sanitarios.

7. Foros y grupos de debate :

   Los foros especializados, como los organizados por la *SFD* u otras asociaciones profesionales, ofrecen a los profesionales un foro para debatir casos clínicos o cuestiones específicas.

8. Centros de formación :

   Muchas universidades y escuelas de Francia ofrecen cursos de formación, diplomas universitarios (DU) y diplomas interuniversitarios (DIU) en dermatología. Por ejemplo, la Universidad de la Sorbona de París, la Universidad Claude Bernard de Lyon y muchas otras en toda Francia.

Siempre es esencial comprobar las fuentes de información con regularidad, sobre todo en un campo tan dinámico como la dermatología, donde surgen constantemente nuevos descubrimientos y técnicas.

Redes y asociaciones profesionales

Las redes y asociaciones profesionales desempeñan un papel crucial en la formación, información, creación de redes y defensa de los intereses de los profesionales de la dermatología. Para los francófonos, he aquí una lista de las principales redes y asociaciones en el campo de la dermatología:

- **Société Française de Dermatologie (SFD)**: Es la principal organización que representa a los dermatólogos en Francia. Organiza conferencias y cursos de formación continua, y publica directrices clínicas.
- **Grupo Láser de la Sociedad Francesa de Dermatología**: Este grupo reúne a dermatólogos interesados en el uso del láser en dermatología. Ofrece cursos de formación, intercambios sobre las mejores prácticas e investigación sobre nuevas tecnologías.
- **Association Française de Dermatologie Pédiatrique (AFDP)**: Esta asociación reúne a dermatólogos especializados en trastornos de la piel infantil.
- **Sociedad dermatológica francófona del África subsahariana (SODEFRASS)**: Asociación destinada

a promover la dermatología en los países francófonos del África subsahariana.

Réseau de Dermatologie Esthétique et Correctrice (RDEC): se centra en el aspecto estético de la dermatología y proporciona una plataforma para el intercambio de información sobre las últimas técnicas e innovaciones.

Syndicat National des Dermatologues-Vénéréologues (SNDV): defiende los intereses profesionales de los dermatólogos en Francia, abordando cuestiones como la regulación, la fijación de precios y las relaciones con otros agentes del sector sanitario.

EADV (Academia Europea de Dermatología y Venereología): aunque no es estrictamente francófona, esta academia europea es importante para los dermatólogos franceses y belgas que deseen conectarse a una red más amplia en Europa.

Federación Internacional de Sociedades Dermatológicas (IFD): Esta organización mundial fomenta la colaboración entre las sociedades dermatológicas de distintos países.

Foro de Dermatólogos Francófonos (FDF): Una plataforma en línea que permite a los dermatólogos francófonos debatir sobre diversos temas, compartir casos clínicos y mantenerse al día de las últimas novedades en este campo.

Grupos de investigación: Existen varios grupos de investigación que se centran en subespecialidades o problemas específicos, como el Grupo de investigación sobre psoriasis del SFD o el Grupo de investigación sobre dermatología infecciosa.

Se recomienda a los dermatólogos y profesionales del sector que se afilien o se hagan miembros de al menos una de estas organizaciones para mantenerse al día, ampliar su red profesional y contribuir al avance de la dermatología francófona.

Desarrollo personal
y profesional en dermatología

La realización personal y profesional es un objetivo que muchos profesionales sanitarios, incluidos los dermatólogos, se esfuerzan por alcanzar. En dermatología, este sentimiento de realización proviene de una combinación de factores intrínsecos y extrínsecos.

1. Impacto directo en los pacientes :
La dermatología ofrece la oportunidad de mejorar la calidad de vida de los pacientes. Para muchos, las afecciones cutáneas pueden tener un profundo impacto emocional, que va desde la simple vergüenza a los problemas de autoestima o incluso la depresión. Al ayudar a tratar estas afecciones, un dermatólogo puede marcar una diferencia positiva significativa en la vida de los pacientes.

2. Diversidad de casos :
La dermatología es un campo muy amplio con una gran variedad de afecciones que van desde dolencias comunes como el acné o el eccema hasta casos más complejos como las enfermedades autoinmunes o los cánceres de piel. Esta diversidad puede resultar estimulante y brinda la oportunidad de aprender y crecer constantemente.

3. Equilibrio trabajo-vida privada :
A diferencia de otras especialidades médicas, la dermatología puede ofrecer a menudo un mejor equilibrio entre trabajo y vida privada. Las urgencias potencialmente mortales son más raras, lo que permite a los dermatólogos trabajar en horarios más predecibles.

4. Oportunidades de especialización :
De la cirugía dermatológica a la dermatología estética, de la pedodermatología a la dermatoalergología, existen muchas subespecialidades que permiten a los dermatólogos seguir sus pasiones e intereses particulares.

5. Innovación continua :
Con los avances en tecnología e investigación, la dermatología evoluciona constantemente. Esto ofrece interesantes oportunidades para mantenerse a la vanguardia de la medicina y adoptar nuevas técnicas y tratamientos.

6. Interacciones multidisciplinares :
Como la piel es un reflejo de la salud interna, los dermatólogos trabajan a menudo con otros especialistas, lo que enriquece su experiencia profesional.

7. Oportunidades académicas y de investigación :
Para aquellos que se sientan inclinados, hay muchas oportunidades en el mundo académico para enseñar, realizar investigaciones y contribuir a la literatura médica.

8. Reconocimiento profesional :
Ser experto en un campo médico específico ofrece reconocimiento profesional, ya sea entre compañeros, dentro de la comunidad o a nivel internacional a través de conferencias o publicaciones.

Sin embargo, como cualquier profesión, la dermatología también tiene sus retos. Gestionar las expectativas de los pacientes, la presión por mantenerse al día de los rápidos avances y manejar los aspectos administrativos y empresariales de una consulta puede resultar estresante. No obstante, con apoyo, formación continua y una perspectiva equilibrada, la dermatología puede ser una carrera extremadamente gratificante y satisfactoria.